実践！漢方診察

―脈診・舌診・腹診 基本マスター―

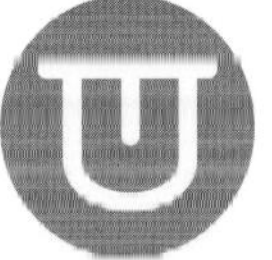
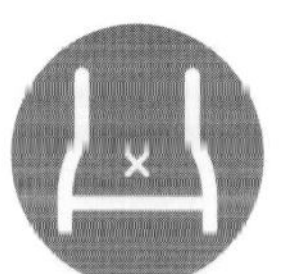

千福 貞博
センプククリニック院長

株式会社 新興医学出版社

A Simple Practical Guide to Kampo Physical Examination

Sadahiro SEMPUKU

SHINKOH IGAKU SHUPPAN CO. LTD., TOKYO.
Printed & bound in Japan

はじめに

テレビ番組や小説などに医師が登場すると，手術が卓越して上手で「失敗しない」主人公が登場してくることがあります．もちろん，その主人公は相当努力して技術がうまくなったようです．しかし，その医師が後輩たちを集めて，わかりやすく技術を伝授しているシーンは少ないです．この理由は簡単です．失敗したことのない人は，何が難しいのかがわからず，教育者としては最低だからです．ついでながら，こういう主人公は論文執筆や研究をしていないことが多く，馬鹿にしているようなシーンもあります．

本来，医学，あるいは，医師は「臨床・教育・研究」の三位が一体となって成長していかなければなりません．今回，私が漢方の診察法について執筆しようとした動機は，漢方診察の「面白さ」を日本全国に広めたいという「教育」の分野だと思います．どんな事柄にも目的を達成するためにさまざまな方法があります．この本の方法と「俺のやり方」は違うな，という意見があると思います．あるいは「初級者には俺の方がわかりやすいよ」となるかもしれません．これは Welcome です！　このようなアイデアが集まって，さらに理解しやすい診察法の書籍が登場し，漢方医学が発展するとすれば至上の喜びです．

当然ながら，私よりも多くの古典を読み，漢方の知識量・臨床力をお持ちの医師もおられます．そのような方に対して私が勝てる材料は，腹診など漢方実技講習を含む講演回数です．これまでに全国 47 都道府県を 2 周以上，教育して参りました．

生意気ですが，“To know is one thing, to teach is another”だと思っています．そして，“Experience is the best teacher” という言葉に恥じないよう執筆したつもりです．

千福貞博

目次

本文イラスト／下山まどか

ご注意

本書に記載されているエキス製剤の番号は株式会社ツムラの製品番号に準じています．番号や用法・用量は，販売会社により異なる場合がございますので，必ずご確認ください．

1. 漢方診察の目的と意義

1. はじめに

漢方診察には大きく，脈診・舌診・腹診の 3 つの physical examination があります．この漢方医学の physical examination と，西洋医学の physical examination では目的が違います．西洋医学は診断を決定するために施行するわけですが，漢方医学は治療法を決定するヒントを得るために施行しています（図 1）．

図 1 では，腹診が例示されていますが，脈診も舌診も同様です．この違いが理解できると，漢方医学はとても勉強しやすくなります．また，悪名高き「病名漢方」は西洋医学的発想で生みだされたものであることがわかります．

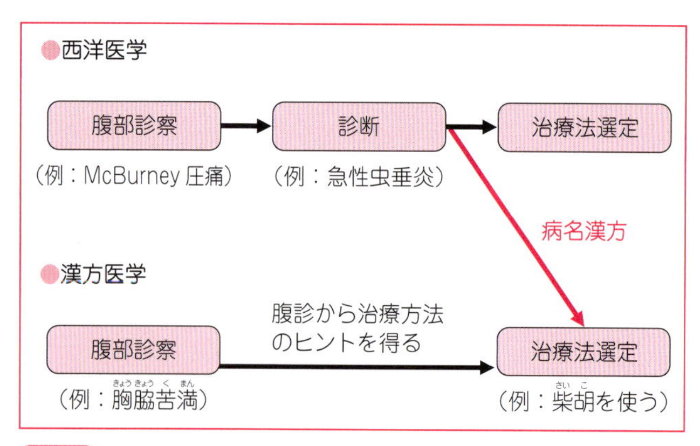

図 1 西洋医学と漢方医学の診察の違い

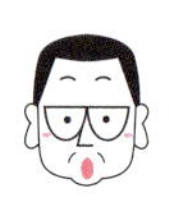

だから，漢方の診察はとても大切なのです．
図 1 は腹診ですが，脈診も舌診も流れは同じです．

西洋薬と漢方薬を併用してはいけないと言っているのではありません．治療法選定までのプロセスを混合するのが問題なのです．両者それぞれのプロセスで決定した治療薬が，最後に併用されるのは問題ありません．これを，私は「二刀流」といって，大いに活用しています．

ちなみに，「こむら返り」に対して芍薬甘草湯68を処方したり，「咽頭痛」に対して桔梗湯138を処方する治療法選定は「病名漢方」ではありません．これらは「症状」に対して漢方処方を決定しています．症状というものは古今東西において普遍的なもので，これを利用して漢方処方を適応しても構いません．

ところで，前述の西洋医学は基本的に診断名を基に治療が開始されます．理論的な筋道の通った学問なのですが，診断がつかないと次の「治療」に進めないという欠点を持ちます．このため，①内科では「血液検査に異常がありません」でした．②精神科でも「精神的な問題点はありません」でした．③整形外科でMRIを撮りましたが「画像診断上に異常はありません」でした．この例のようにデータや所見に「異常がない」が続くと診断名がつかないために，どこの科にも引き受けてもらえない場合があります．これが俗に「医療難民」と呼ばれている現象で，西洋医学の欠点です．ところが漢方医学の流れをもう一度見てください（図1）．漢方診察を身につけると，診断がつかなくとも治療法の選定が行えます．つまり，「医療難民を救える」可能性が出てきます．これは漢方診察の大きな意義であると考えられます．

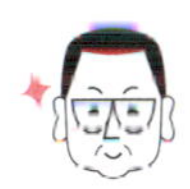

漢方を勉強する理由は，「医療難民を救うため」です．

2. 漢方診察の使い分け

「全例に脈診・舌診・腹診のすべてをしますか？」との質問を受けます．回答はレベルに応じて2通りあります．初心者の方には，「脈診・舌診は簡単なのでトレーニングのために全例にします．腹診は処方決定に困ったときのオプションにすることもあります」と答えます．中級以上の方には，「治療すべき病態が，急性疾患か慢性疾患かで重要度を変えます．すなわち，風邪などの急性疾患を診るときは脈診を重視し，月経不順や難治性便秘，精神疾患などの慢性疾患を診るときは腹診を重視します．舌診はその中間に当たります」と答えます．こう答えると，大抵気軽に感じられるようで，それでよいと思います．

ほかの質問には「1つの診察法で卓越した技術を身につければ，ほかの診察は不要ですか」というのがあります．これは間違いだと思います．私も修行中なので正答ではないかもしれませんが，各診察法に長所と短所があり，補完し合っていると考えます．具体的には各論でお話しします．

3. 初心者が体得すべき必要最低限の診察とは

漢方薬メーカーのツムラが何種類のエキス顆粒製剤を保険収載しているか，ご存じでしょうか？　番号は138番の桔梗湯(ききょうとう)138までありますが，4や42などの忌み嫌われる番号が欠番になっており，全部で128種類です．この数は後で大切になりますので，覚えておいてください．

さて，漢方の診察は，換言すると「ある所見が陽性であれば，ある漢方薬のグループを使え」ということになります．もっと簡単にいうと「ある所見があれば，ある漢方薬は有用である．所見がなければ，有用ではない」となり，1つの所見ごとに漢方薬選択のYes/Noを決定していきます（図2）.

ツムラのエキス顆粒製剤は，全部で 128 種類．
漢方のいろいろな問診・診察は簡単にいうと Yes/No の二択一の振り分け作業と考えられる．

例
①問診で喉に不快があるかどうか？（あのサメ大小［p.64 参照］）
②脈診で浮脈 or 沈脈か？
③腹診で胸脇苦満があるかないか？（あれば柴胡のサイン）など
→陽性群と陰性群の 2 つにどんどん分かれていく

図 2 漢方薬選択の方法

さて，これを前提として問題です．すべての検査・問診が完全に独立したものであるとすれば，最低いくつの質問があると 128 種類の処方を使い分けることができるでしょうか？

この問題を解くための図を下に示します（図 3）．

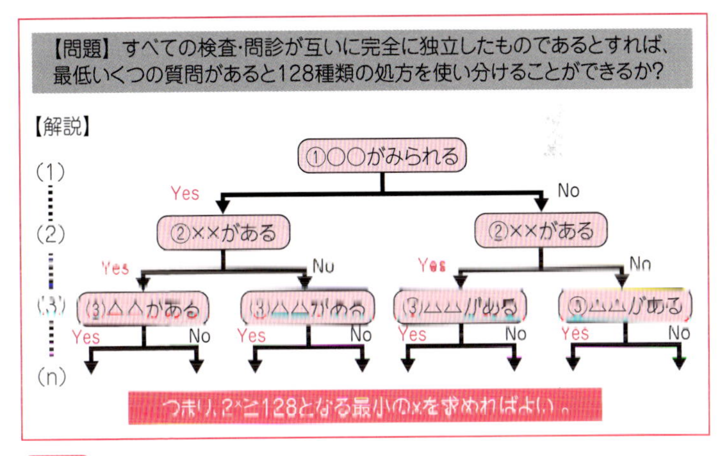

図 3 問題と解説

高校時代に数学が好きだった方は簡単かもしれません．

すべての検査法が何の重複もない合理的なもの（独立）であるとすれば，$2^x \geqq 128$ となる最小の x を求めればよいことになります．

実は驚くべきことに，$2^7=128$ なので，X=7 となり，最低限 7 つの診察法を身につければ，ツムラのエキス顆粒製剤は使い分けられることになります．

つまり，問診項目を含めて，どんな診察法でも結構ですので，自信を持って行える重複性の少ない手技を「とりあえず 7 つ」習得すればよいのです．

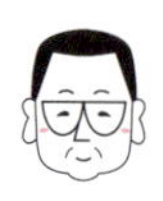

It's a piece of cake!
とにかく，7 種類の漢方診察法を身につけよ．
互いに独立した検査法なら much better !

2. 脈診

脈診の長所は簡単に診察できることですが，技能習得は決して容易ではありません．脈の種類は 28 もあります．どうしたら上達するでしょうか？　私が漢方をはじめたころに，花輪壽彦先生（漢方診療のレッスン［金原出版］の著者）に，ある懇親会でその質問をしたことがあります．

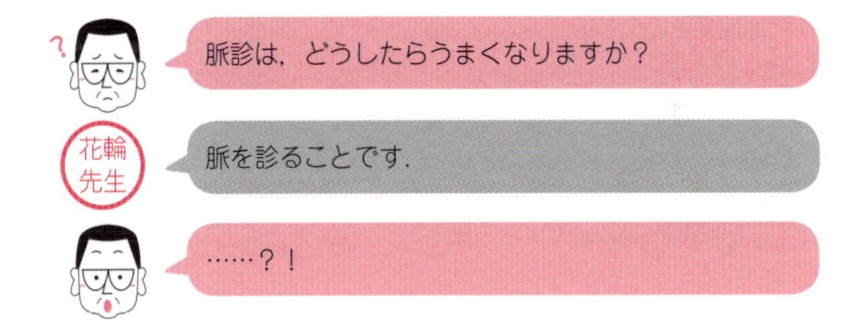

「禅問答」ではありません．当時は，馬鹿にされたと思いましたが，今なら納得します．「脈を診ること」，その通りだと思います．現代の臨床で不整脈を診るとき以外に丁寧に脈を診ているでしょうか？　むしろまったく脈を診ずに，聴診器を胸に当てて，血圧を測って，検査データやレントゲンを見て，それで日常診察を終わっていませんか？　忙しいときは，スキンシップなしということも……．花輪先生が仰りたいのは「案ずるよりも産むが易し」ということだと思います．

しかし，はじめから 28 種類の脈を診るのは難しいので，ここでは私が特に有用だと考える 8 種類の脈証（表 1）について解説します。

表1 脈診総論

脈診所見	意味	処方
浮脈(ふみゃく) 指を軽く乗せるだけで橈骨動脈の拍動を触れる	表証(ひょうしょう)*(元気)	かぜなら葛根湯(かっこんとう)❶、麻黄湯(まおうとう)㉗
沈脈(ちんみゃく) しっかりと圧迫をしないと橈骨動脈の拍動を触れない	裏証(りしょう)**(疲労あり)	かぜなら麻黄附子細辛湯(まおうぶしさいしんとう)127
数脈(さくみゃく) 脈拍数が多い	熱がある、あるいはこれから出る	麻黄剤(まおうざい)(発汗前)、柴胡剤(さいこざい)(発汗後)
遅脈(ちみゃく) 脈拍数が少ない	あまり意味はない	―
滑脈(かつみゃく) 血流が早い	水毒(すいどく)	苓桂朮甘湯(りょうけいじゅつかんとう)㊴
渋脈(じゅうみゃく) 血流が遅い	瘀血(おけつ)	桂枝茯苓丸(けいしぶくりょうがん)㉕
実脈(じつみゃく) 血流を途絶させるのが難しい	気・血が十分にある 実証(じっしょう)	芩連剤(ごんれんざい)(半夏瀉心湯(はんげしゃしんとう)⑭など) 柴胡剤(さいこざい)(大柴胡湯(だいさいことう)❽など)
虚脈(きょみゃく) 血流を途絶させるのが簡単	気・血が不足している 虚証(きょしょう)	十全大補湯(じゅうぜんたいほとう)㊽、四物湯(しもつとう)㉛

＊表証(ひょうしょう)：病変の主な部位が外胚葉系にある
＊＊裏証(りしょう)：病変の主な部位が内胚葉系にある

1. 浮脈と沈脈

脈のとり方に対する漢方用語の解説を示します（表 2）.

表 2 脈診の用語（指の本数による表現）

	脈を診る指の違いでの表現
総按	脈証を 3 本の指全体で診る
単按	脈証（寸・関・尺）を 1 本ずつの指で診る

①総按

まずは総按から解説します．一般的な脈の測り方を漢方医学では「総按」と呼びます．総按は，脈全体が浮脈か沈脈かを確認するために行います．

軽く指を乗せるだけで，橈骨動脈の拍動が触れるのが「浮脈」で，橈骨に向けてしっかりと圧迫をしないと触れないのが「沈脈」です（表 3）．これでは，少し客観性が乏しいので，触診している指の爪先の色で解説します．図 1 にあるように爪先がピンク色のままで拍動を触れたならば「浮脈」，阻血変化を受けて白くなってから やっと触れれば「沈脈」です．

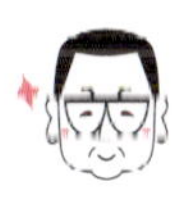

脈診のポイントは，橈骨動脈を心臓の高さで触診することです．

表3 脈診の用語（浮脈と沈脈）

脈を診るときの強さの表現			脈証
軽取	挙	軽く触れる	浮脈
中取	尋	中程度	浮沈中間
重取	按	強く押さえる	沈脈

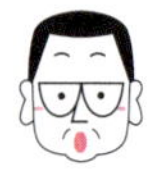

沈脈は全身けん怠，睡眠不足などを意味します．

脈の浮と沈がわかるようになると，かぜの漢方治療が簡単になります．図2は，かぜ症候群治療のためのツムラ資料です．

漢方医学では，患者の体力や体型が，治療法選定のヒントとなります．体型の絵の左側に「浮・中・沈」と追加していますが，脈がわかるようになると，体型を見るよりも明らかに脈を診るほうが有用です（原典の「傷寒論」でも体型の記載は一切なく，脈証が詳しく書かれています）．

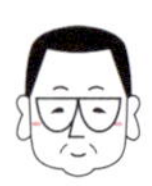

脈診は最初，浮と沈だけでよいです．
しかし，とても重要です．

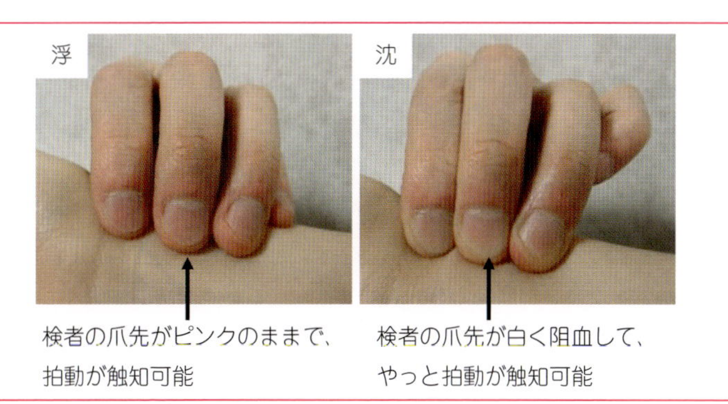

図1 浮脈と沈脈

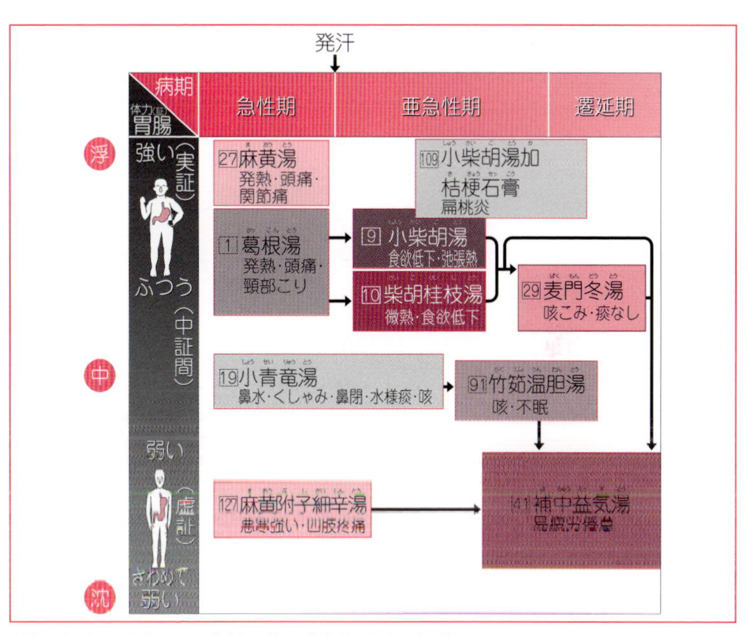

（松田邦夫　監修：かぜ症候群の漢方治療 ABC［https://www.kampo-s.jp/study/ryouiki_shikkan/abc/menu_01.htm#001］より改変）

図2 かぜ症候群の漢方治療 ABC

②単按

次に「単按」を行うための解説をします．単按では診察する各指の配置が大切になります．これを決定する指標には，radial styloid process（橈骨茎状突起）の場所が重要です．図 3 に示します．

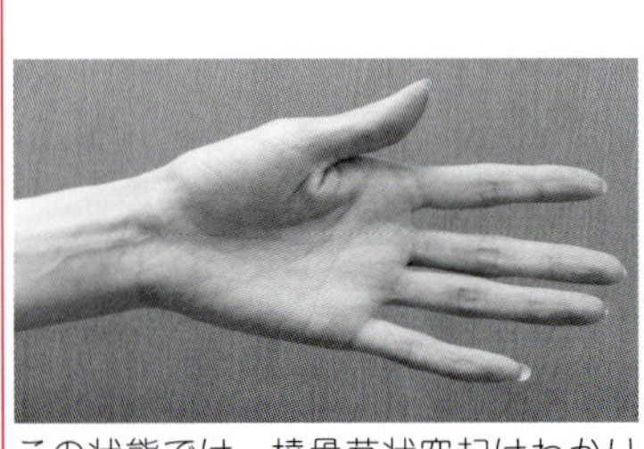

この状態では，橈骨茎状突起はわかりにくい

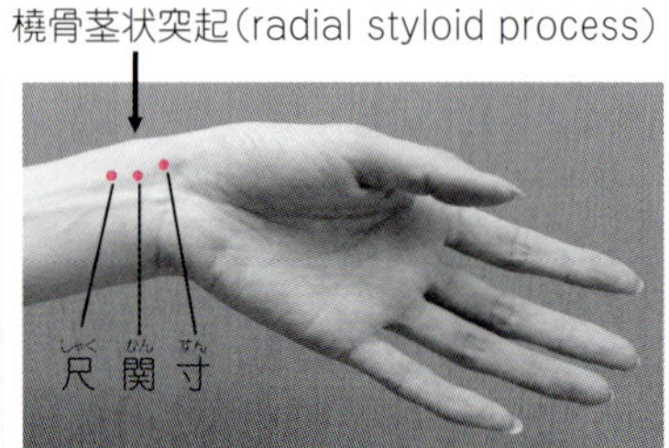

少し尺側に倒すと橈骨茎状突起がわかりやすくなる．橈骨茎状突起の動脈上を関上（関脈）と呼ぶ

図 3　単按を行う際の指の位置

この突起の高さの橈骨動脈に第 3 指（中指）を置き，その横に第 2 指と第 4 指を並べて配置します（図 4）．こうすると，左右の手で各 3 指，つまり 2×3=6 の診察（＝単按）をすることになります．それぞれの指が診ている脈に意味があり，ここで誰もが知る用語の「五臓（六腑）」が絡んできます．つまり，各指が五臓のどれかを担当します．6（指）−5（臓）＝1．指が 1 本あまる？ その通りです．図 5 を見てください．

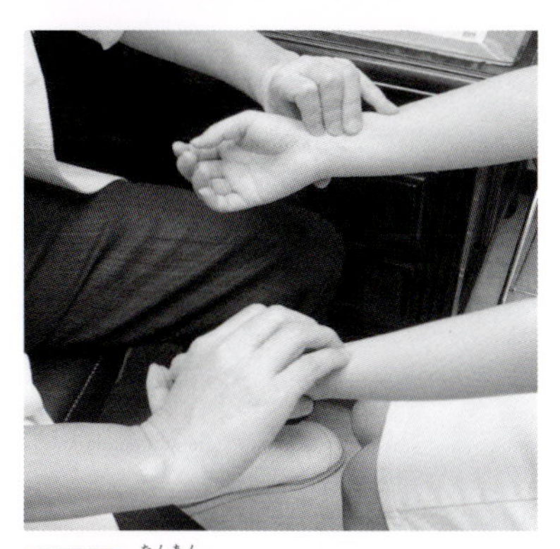

図4 単按(たんあん)を行う際の指の位置

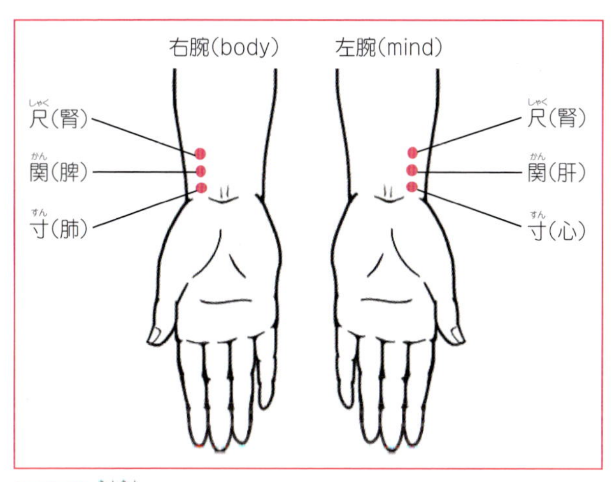

図5 単按(たんあん)で読みとる五臓

どの指かが同じ臓を診ているはずですね．両手とも患者のもっとも近位側（proximal）の尺脈(しゃくみゃく)は「腎」を診ているので，これで数の辻褄が合います．この五臓の配置については，患者の利き腕に関係なく，右側はbodyを，左側はmindを表現していると考えられます（少なくともそのように覚えておくと，診察しやすいです）．そして，次に「三焦」の考えをここに重ねると理屈がはっきりしてきます．三焦とは頭頂から足先に，つまり，上から下に身体を３つに分割する方法です．その境界は「横隔膜」と「臍」です（図 6）．

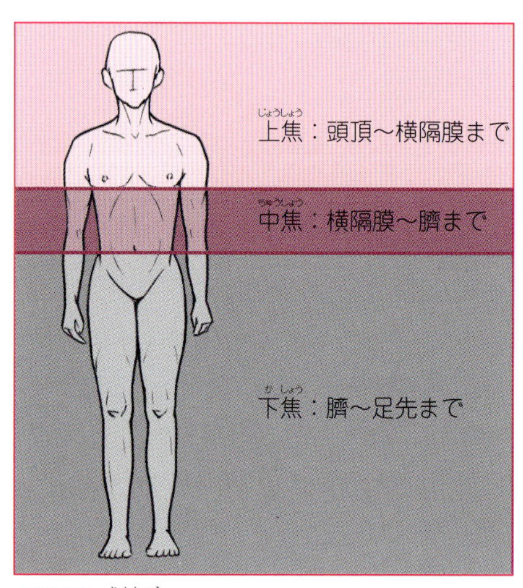

図 6　三焦の概念

単按の場合に，各指は遠位側（distal）から近位側（proximal）に向けて上焦・中焦・下焦の順になっています．図 7 を見てください．

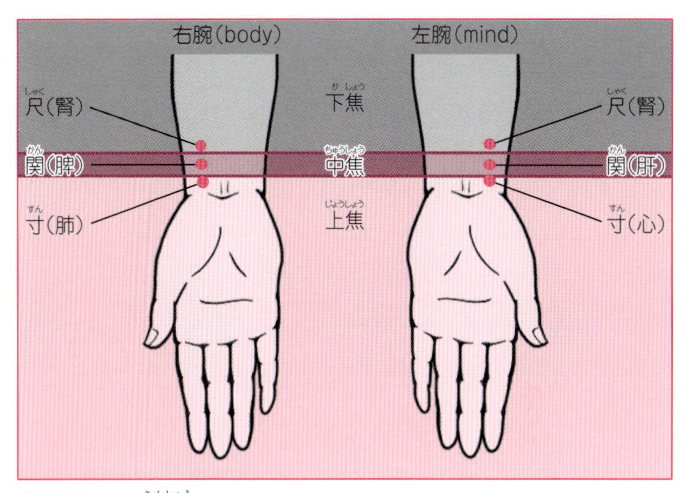

図7 脈と三焦の関係

このなかで，私は「心脈」の有用性が好きなので，追加解説します．この脈が沈脈の激しい状態である「伏脈」（図8）の場合，「診家枢要」という書物では「うつ病」であるとしています．私は，この脈に対して補中益気湯㊶をよく使います．

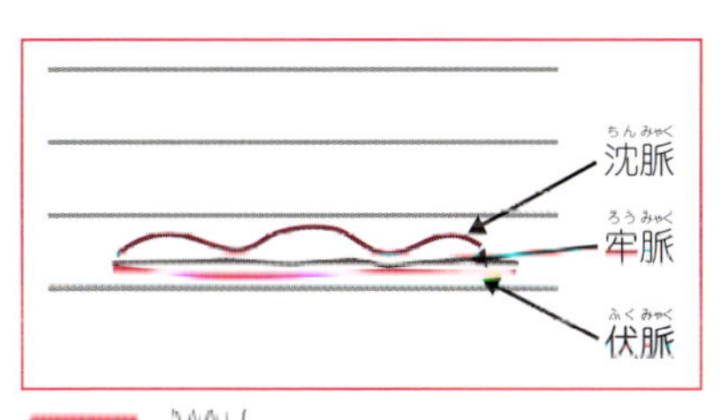

図8 沈脈類3種の違い

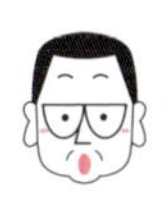

伏脈とはウルトラ沈脈のことです．

2. 数脈と遅脈

これは西洋医学の頻脈と徐脈に対応します(表 4). 少し定義の脈拍数に差がありますが数脈(頻脈)にあるということは, 熱がこれから出る, あるいは, 現在熱が出ているということを表しています.

表 4 数脈と遅脈

脈診	西洋医学	従来の漢方医学	今の漢方医学
数脈	頻脈 (tachycardia)	1 呼吸に 5 拍以上	P>90/分
疾脈	(超頻脈)	1 呼吸に 7~8 拍	P>140/分
遅脈	徐脈 (bradycardia)	1 呼吸に 3 拍以下	P<60/分
緩脈	(正常)	1 呼吸に 4 拍程度	P≒65/分

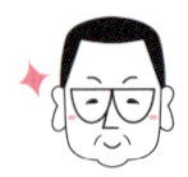

大切なのは, 数脈だけ!

花輪先生が「脈診は微分(腹診は積分)」と言われていますが, これからの身体の変化を予測する平均変化率であるという意味において, けだし名言であると思います.

3. 滑脈と渋脈

この項で取り挙げる脈の「滑渋」は,「浮沈」「数遅」に比べると, かなり難易度が上がります. 血管内を流れる血流の速いものが「滑脈」で, 遅いものが「渋脈」です. 200 例も診れば, 血流の速さは必ずわかるようになります. これらの脈は状態を伝えることが難しく, 書物のような媒体では例示できません. そこで, 電車を例に使って説明しますので図 9 を見てください.

88002-584 JCOPY

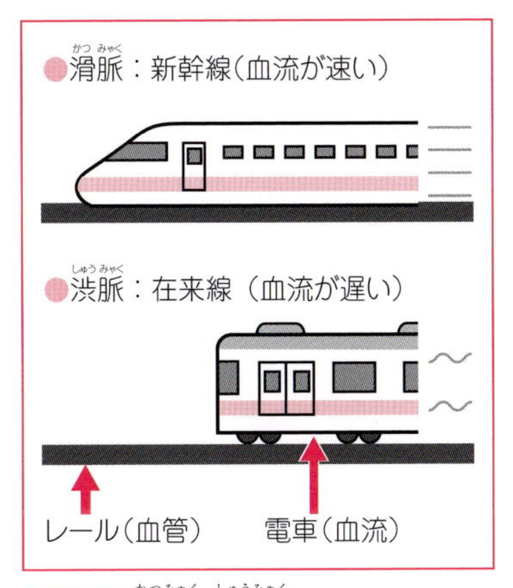

図9 滑脈と渋脈

血管はレールで，血流が電車です．滑脈は新幹線，一方，渋脈は在来線の普通電車です．追加して，このたとえで先ほどの「数遅」を考えると，数脈（頻脈）は混み合ったダイアで動く山手線や東海道新幹線で，遅脈（徐脈）はローカル線や秋田新幹線となります．この比喩で，滑脈≠数脈，渋脈≠遅脈が理解されたかと思います．

滑脈が意味していることは，水毒（＝痰飲），つまり水の滞りや不均衡とされています．しかも，臨床上よく遭遇するのは「不安状態」のときです．したがって，この滑脈で頻用する処方は苓桂朮甘湯 39 になります．これに桂枝加竜骨牡蛎湯 26 や甘麦大棗湯 72 を併用（合方）することも多いです．

逆の渋脈は瘀血（血の滞り）を意味しています．月経不順などの婦人科疾患を有することが多く，桂枝茯苓丸 25 を頻用しています．

さて，ここで脈診の欠点を説明します．水毒があって瘀血もある場合にどんな脈になるでしょうか？　滑脈に渋脈が重なります．こうなると，2つの脈が相殺して普通脈になり，健康な状態と誤診してしまいます．更年期障害の女性によく診られる所見です．この欠点を補うには，総論で述べたように，舌診と腹診を併用して診察することが有用になります．

4. 実脈と虚脈

これも習得の難易度が高い脈になります．脈の浮沈にかかわらず，橈骨動脈を按じていって，血流を途絶させるのが容易かどうかを判定します．簡単に途絶できれば「虚脈」，努力が必要であれば「実脈」となります．しかし，どの程度の力で容易とするのか，努力したのか，というのが問題です．これには，少し客観性を持たせる方法があります．まず，思い切り強く按じて，一旦，脈を途絶させます．これをパッと皮膚すれすれに戻して血流の回復を待ちます．タイムラグなく戻れば実脈で，少し時間がかかれば虚脈です．

実脈は気・血が十分に存在している状態で，よいことなのですが，これで身体や精神の不調があるとすれば半夏瀉心湯⑭，黄連解毒湯⑮，三黄瀉心湯(113)のような芩連剤か，実証向きの柴胡剤である大柴胡湯⑧，柴胡加竜骨牡蛎湯⑫などを使うことが多いです．

一方，虚脈は気・血が不足している状態で，代表は何といっても十全大補湯㊽になります．特に，虚脈で渋脈となっているときは十全大補湯㊽を含む四物湯類，あるいは，四物湯(71)と何かの合方を多用しています．

5. 脈診の最後に

脈は，このほかにも細脈，芤脈，弦脈など難しい脈があります．くじけそうになりますが，そんな私たちを励ましてくれる先生がいます．浅田宗伯先生です．「脈学は，先ず浮沈二脈を経とし，緩緊，遅数，滑渋，六脈を緯として，病の進退，血気の旺衰を考究するときは，其の余の脈義，追々手に入るものなり（橘窓書影・38 則）」.

漢方では「28」種類の脈があります.

浅田先生は，いろいろな患者のパターン・症状で 2×6 の表（**表 5**）を作って脈を診ていなさい，と教えてくれています（**表 4** では緩脈を正常な状態と記しましたが，浅田先生の記している緩脈・緊脈は現在の虚脈・実脈に相当すると考えられます）.

つまり，ここまでの脈状を十分に練習して，体得したら大丈夫ということです.

表 5 かぜ症候群の急性期における脈証

	緩	緊	遅	数	滑	渋
浮				葛根湯 1		
沈				麻黄附子細辛湯 127		

参考文献

1）林政宏：脉診　一学就通．广东科技出版，广州，2007
2）滑伯仁 編纂．遠藤了一：診家枢要　原文　読み下し文対比．オリエント出版社，大阪，1995
3）浅田宗伯 著，長谷川弥人 訓読校注：脉法私言．たにぐち書店，東京，2016
4）浅田宗伯 著，宮崎本草会 編著：句読点で読む橘窓書影．万来舎，東京，2015

3. 舌診

舌診の長所は脈診同様，簡単に診察できることです．しかも，脈診と異なりきわめて客観的で，病理組織像のように写真に撮ることによって，いつでもどこでも誰とでも比較検討することができます．ただし，舌診には欠点もあります．舌診の大きな欠点は，①独立性が乏しい，②ある所見があるからといって何か特別な漢方処方につながるとは限らないことです．②は逆にいうと，漢方医の裁量権（discretion）が大きく認められるという長所でもあります．

表1は舌診所見の総論的なアトラスです．Aは正常．その下，Bの淡白舌は色の白いのが特徴です．反対にCの紅舌は赤いのが特徴です．Dは歯痕舌で，辺縁の歯痕が特徴です．舌診のなかで非常に有用な所見で，水毒を示しています．Eの亀裂舌は中央の溝がギザギザしています．この亀裂舌は後で黄苔舌の所で詳しく解説します．Fの鏡面舌は舌乳頭の萎縮によって生じる所見で，血虚（血の不足）を示します．これも特徴的な所見で1度見たら忘れません．Gの地図状舌は西洋医学の内科診断学ではgeographic tongueとしても有名です．

このほかにも，いろいろな舌診アトラスの教科書に解説がありますが，私の独断と偏見で舌診所見は表2にある10項目にまとめることができると思います．

表2に舌診所見の意味するところを記載していますが，同じ意味が書いてある場合があります．たとえば，胖大舌と淡白舌と地図状舌は同じ気虚（気の不足）を表しています．ほかには暗紫色舌と舌の裏側の所見である舌下静脈怒張も瘀血を表しています．すなわち，10項目がありますが，独立性が乏しく同じことを意味している場合があります．なお，所見に対して，私なりに考えている代表薬剤を右に示しています．

表1 舌診からの処方選択

所見	処方
A. 正常舌 —	—
B. 淡白舌 舌色が白く，気虚を表す．	人参湯 32， 六君子湯 43
C. 紅舌 舌色が赤く，熱を表す．	白虎加人参湯 34， 小柴胡湯加桔梗石膏 109
D. 歯痕舌 舌の辺縁に歯痕が見られる．水毒を表す．	五苓散 17， 苓桂朮甘湯 39
E. 亀裂舌 黄苔があり，正中部分に亀裂が見られる．水毒を表す．	半夏瀉心湯 14， 黄連解毒湯 15， 三黄瀉心湯 113
F. 鏡面舌 舌乳頭が萎縮し，舌の表面が鏡のようにテカテカしている．血虚を表す．	十全大補湯 48， 帰脾湯 65， 四物湯 71，
G. 地図状舌 舌の表面に，地図のような斑模様が見られる．気虚を表す．	補中益気湯 41， 清暑益気湯 136

表2 舌診からの処方選択

舌診所見	意味	代表薬剤
歯痕舌	水毒	五苓散(17)，苓桂朮甘湯(39)
胖大舌	気虚（＋水毒）	人参湯(32)，六君子湯(43)
鏡面舌	血虚	十全大補湯(48)，帰脾湯(65)
紅舌	熱	白虎加人参湯(34)，小柴胡湯加桔梗石膏(109)
淡白舌	気虚	人参湯(32)
暗紫色舌	瘀血	桂枝茯苓丸(25)，大黄牡丹皮湯(33)，桃核承気湯(61)
白苔舌	柴胡を使用	小柴胡湯(9)，柴胡桂枝湯(10)，柴胡桂枝乾姜湯(11)，小柴胡湯加桔梗石膏(109)
黄苔舌	芩連剤を使用	半夏瀉心湯(14)，黄連解毒湯(15)
地図状舌	気虚	補中益気湯(41)，四君子湯(75)
舌下静脈怒張	瘀血	桂枝茯苓丸(25)，大黄牡丹皮湯(33)，桃核承気湯(61)，通導散(105)

1. 歯痕舌と胖大舌

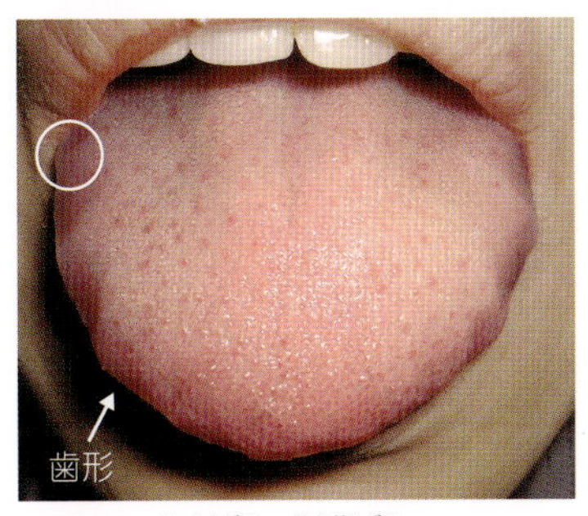

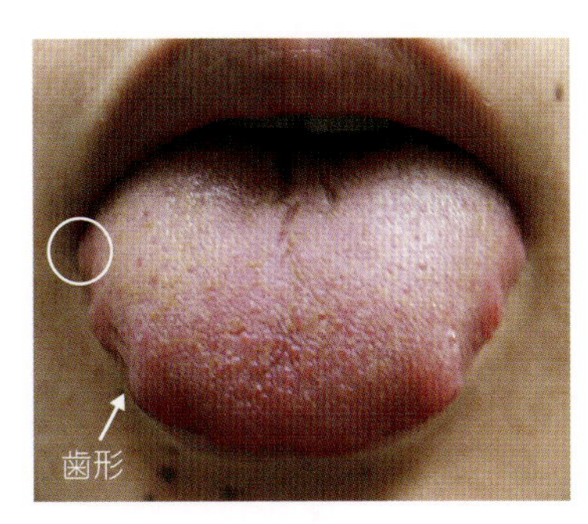

図1 歯痕舌，胖大舌

図1を見れば簡単です．舌の辺縁に歯形が見られます．辺縁に認められている歯痕の形，大きさは関係ありません．とにかく，歯痕があれば歯痕舌で水毒です．簡単にいうと，舌に浮腫が生じて自分の歯にぶつかり圧痕ができているということです．西洋医学では pretibial edema として，医師の拇指で患者の下腿に圧痕ができるかどうかを判定しますが，それが自然にできているものを観察しているわけです．

選択すべき漢方処方は，水毒治療剤である五苓散⑰，苓桂朮甘湯㊴を筆頭とします．さらに，問診で気虚が強く感じられたら，水毒治療剤の茯苓・蒼朮を含んでいながら，気虚を治療する人参をも含有する六君子湯㊸・四君子湯(75)が有用です．

図1で右口角（丸印）もよく見てください．舌が口角からはみ出している形になっています．一般に，他人に舌を見せようとすると，口角と舌の辺縁は接していることがほとんどです．図1では，舌がはみ出しています．これを胖大舌といいます．つまり，自分の口の大きさのサイズより，舌が腫れて大きくなっていることを意味しています．ただし，この胖大舌の所見を水毒ではなく気虚としている書物も多く

あります．この異論は重要かというと，大抵は，この写真と同様で胖大舌と歯痕舌は合併していることが多く，臨床上は処方の選択に大きな問題はないと考えられます．なお，歯痕舌はその気になって探せば頻度は高く，比較的簡単に見つけることができます．

2. 鏡面舌

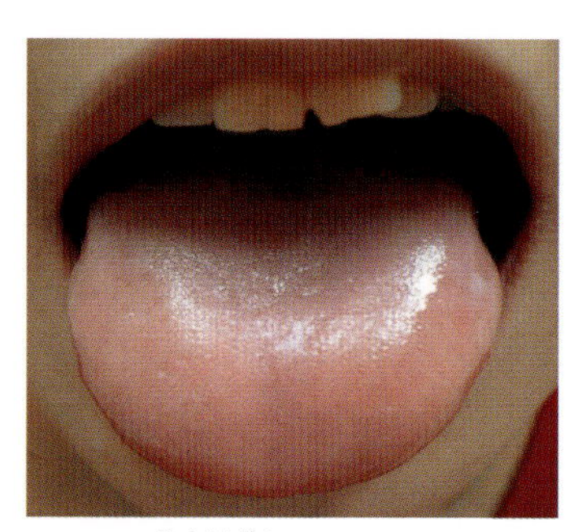

図2 鏡面舌

舌の表面の舌乳頭が萎縮して，ツルツル・テカテカになっている所見です．図2で，舌表面が鏡のように蛍光灯を反射しているのがわかると思います．

漢方医学では，鏡面舌は血虚を表す有用な所見です．また，西洋医学でも鏡面舌の所見は利用可能で，採血すると鉄欠乏（性貧血）の状態を示しています．私はこれを知ってから，この所見で，四物湯71（地黄，芍薬，川芎，当帰）を含む方剤，特に十全大補湯48をファーストチョイスに使うことが多くなっています．

次からは舌色，つまり，舌の色についてです．

3. 紅舌

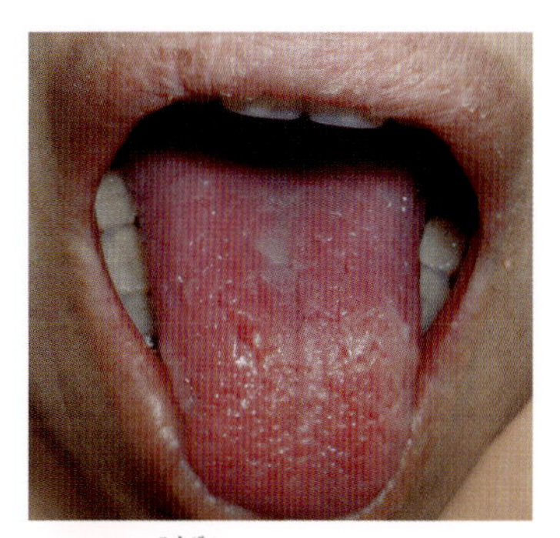

図3 紅舌

名前のとおり，舌の色が赤いということです．紅は炎をイメージするとわかりやすく，この舌所見で，熱があると捉えます（図3）．治療としては，寒薬が主体になっている処方，たとえば黄連解毒湯⑮などを使用するか，強力な寒薬である「石膏」を含む処方の白虎加人参湯㉞，小柴胡湯加桔梗石膏(109)などを選択します．

さて，熱があると蒸発が生じて舌の水分量が少なくなります．歯痕舌で注目した口角と舌の位置関係を見てください．今度は，はみ出すどころか，広い隙間があります．これは舌の水分量が減少しており，水毒の反対の状態があると考えられます．そこで，これを「水虚」と表現したいところですが，漢方用語にこれはありません．「水」の代わりに「津液」が虚している，と考えて「津虚」という言葉は存在しますが，一般的ではありません．通常，この状態を漢方用語では「陰虚」と呼びます．

漢方用語に精通した方ならば，ここで，陰虚の陰は「陰液」で，陰液とは「血」と「水」の両方を兼ね備えた意味であるからその理論に矛盾する，と思われるかもしれません．そこで，図 4（千福の仮説）をご覧ください．

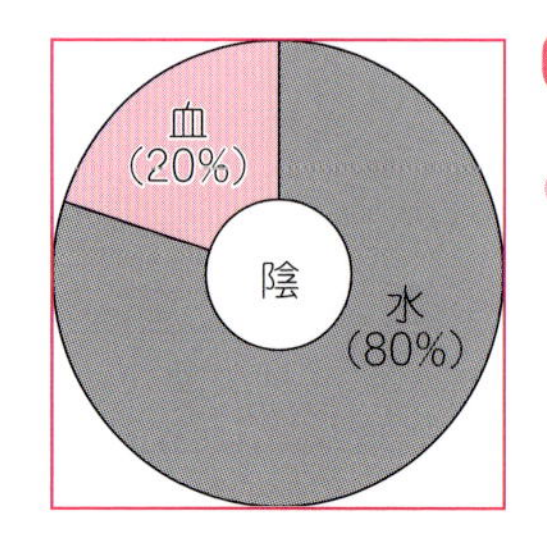

図 4　陰虚の考え方（千福の仮説）

●陰＝水＋血であるが，その比率は水：血＝8：2 ぐらいと考える．

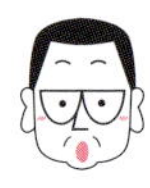

血の比率が高ければ「血虚」という言葉があります．

この図のように「陰虚」とは，水不足（漢方には“水虚”という言葉がありません）にわずかな血虚が同時に存在する状態と考えるのが自然かと思います．もし，血の虚しているパーセンテージのほうが多ければ，これは「血虚」と普通に表現されます．

では，この陰虚はどう治療するのでしょうか？　水不足と血虚を同時に治さなければなりません．血虚の治療剤は簡単で，四物湯 71 の構成生薬（地黄，芍薬，川芎，当帰）を多く使うと効果的です．一方，水不足は生薬の麦門冬，五味子などを使って治します．方剤では血虚の治療剤と水不足の治療剤の両者が適度に配合されている滋陰至宝湯 92，滋陰降火湯 93 が有用です．どちらの方剤にも芍薬，当帰，麦門冬が含まれます．この滋陰とは，別名，補陰とも称されており，陰液を補う・潤すという意味だそうです．

ところでさきほど，滋陰以外の紅舌治療法として熱を下げるための黄連解毒湯 15 や生薬「石膏」を使う治療法を説明しました．滋陰との使い分けのコツは，急性疾患では熱を下げにかかり，慢性疾患では滋陰をすればよいと考えています．

さて，ここまで詳しく陰虚の話をした理由は，次の淡白舌に繋がるからです．

4. 淡白舌

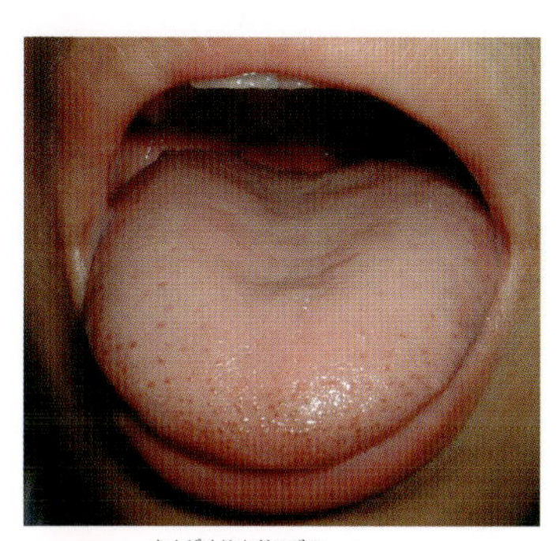

図5 淡白胖大舌

舌色が白いということです（図5）．この舌所見は冷えを表しています．白は雪とイメージするとわかりやすいです．この淡白舌は，胖大舌を伴っていることが多く，両者を合わせて淡白胖大舌といいます．この淡白胖大舌は気虚を表しています．ついでに，図5のほかの特徴も説明します．「舌を出してください」と頼んでも，下口唇がまだ見えています．この程度にしか舌が前に出せない状態も気虚を表すとされています．通常は，この淡白舌（淡白胖大舌）には歯痕舌を伴っていることが多いのですが，頑張って歯痕舌のない症例を探してこの写真を撮影しました．

淡白舌の治療は冷えに対する「温薬」の生薬が主体になります．前述したように気虚を伴うことが多いので，生薬では両方の作用を持つ「人参」が引っ張りだこです．

ところで，漢方医学では，人間の体は「気」と「血」と「水」の3

つで構成されていると考えられています．先ほどの紅舌では，陰，すなわち，血と水の組み合わせが虚していることを語りました．今回は残りの「気」です．この「気」には温煦作用といって，温める働きがあります．そのため，逆に気が虚して少なくなっている状態では，温度は下がっていきます．それゆえ，「冷え」と「気虚」とは淡白舌と胖大舌のように共通して診られても，何ら矛盾しない現象であることがわかります．

また，「陰」とは血と水でした．では，反意語の「陽」は何になるかといえば，残りの「気」しかありません．先述したように「気」には温煦作用があり，太陽から感じられるように，「陽」は温熱効果を示します．逆の「陰」は冷却作用を有するのですが，この冷却作用がなくなると，温熱作用が生じます．この場合を「虚熱」と専門用語で表現します．さらに，この症状が顕著なものは「陰虚陽亢」・「陰虚火旺」ともいわれます．

この解説で，先の紅舌に「熱」と「陰虚」が同時に存在している理由を理解されたと思います．つまり，陰虚で冷却作用がなくなっているために，熱が生じているのです．

さて，ここで舌診の欠点が浮上します．人間の体は気・血・水でできています．これらがすべて虚した場合，舌の所見はどうなるでしょうか？

気虚で冷えが生じ，陰虚で熱が生じます．つまり相反する現象が重なり相殺されるのです．脈診で，瘀血と水毒が重なると滑脈と渋脈が相殺され，普通の脈になるのと同じです．

この場合は，脈診が補完してくれます．脈診の総按は気血両虚のため虚脈となり，気虚のため単按の心脈が沈脈となっています．

5. 暗紫色舌と舌下静脈怒張

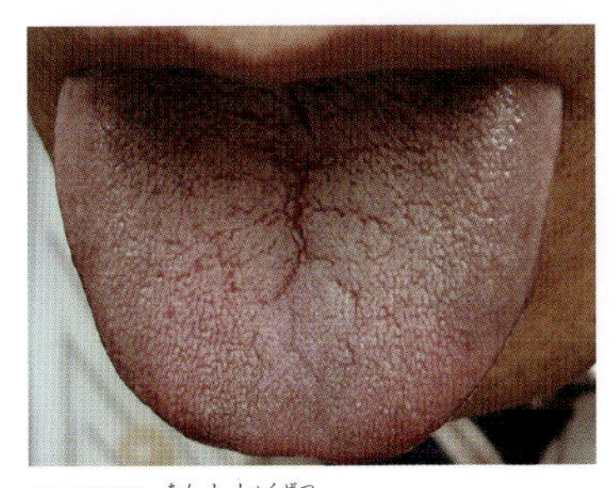

図6 暗紫色舌

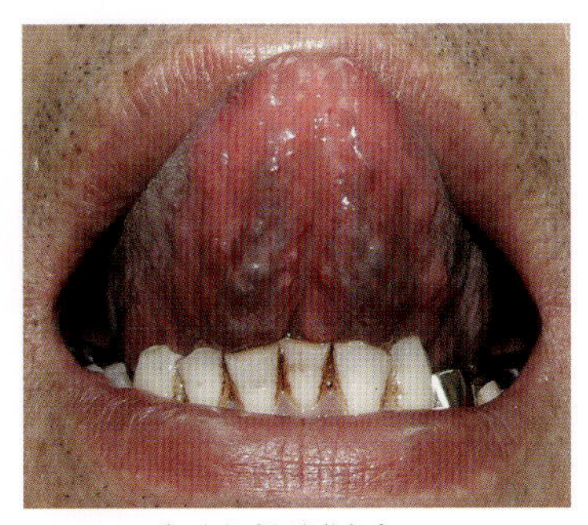

図7 舌下静脈怒張

暗紫色舌は前面から見て舌に紫色の部分が認められる所見です（図6）．図6のように舌の前面に散在性に紫色の部分が存在しています．この舌の裏側にある舌下静脈を見ると，図7のように舌下静脈の怒張が認められます．どちらの所見も瘀血を表しています．では，暗紫色舌と舌下静脈怒張のどちらの所見が先に生じるのかというと，舌下静脈怒張のほうが先に見られる所見です．したがって，暗紫色舌があれば，もう舌の裏側を診る必要はありませんが，暗紫色舌がなくても舌下静脈怒張（瘀血）の場合はあります．数学的にいうと，完全に包含関係で暗紫色舌⊂舌下静脈怒張が成立します．

舌下静脈怒張は臨床でよく診られる所見です．ちなみに，この所見は舌下静脈の静水圧の影響を強く受けるため，臥位で診察すると過剰に評価することになります．必ず，坐位か立位の状態で診てください．

治療は，生薬では桃仁，牡丹皮を中心とする駆瘀血剤です．方剤では男女を問わず，何といっても桂枝茯苓丸㉕（桃仁，牡丹皮を含む）がトップです．

6. 白苔舌と黄苔舌

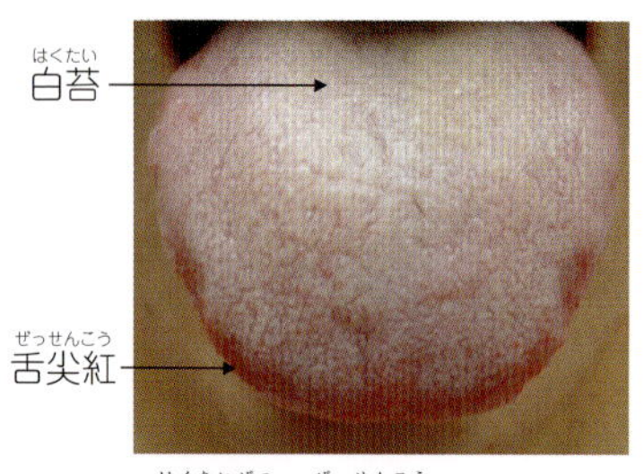

図8 白苔舌と舌尖紅

舌に白い苔があると白苔舌，黄色だと黄苔舌です．治療では，白苔舌は柴胡含有の処方を，黄苔舌は芩連剤（黄芩，黄連含有処方），つまり半夏瀉心湯⑭，黄連解毒湯⑮，三黄瀉心湯(113)などを中心に処方を選択します．

白苔舌の場合は，時々，舌尖紅といわれる舌尖部の発赤所見が同時に診られます（図8）．こんなの「簡単だ」と思ったでしょう．しかし，白苔舌の人がコーヒーを飲んだ後だとどうなるでしょうか？　白い苔は黄色に着色されていきます．

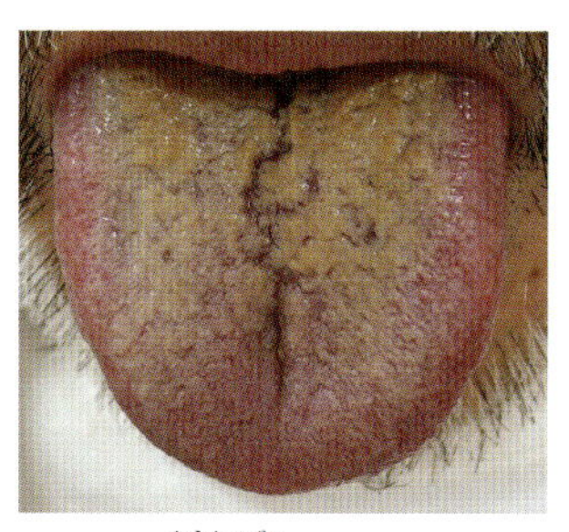

図9 黄苔舌

図 9 だと典型的で，誰もが「黄苔舌（おうたいぜつ）」というと思います．では，図 10 はどうでしょうか？

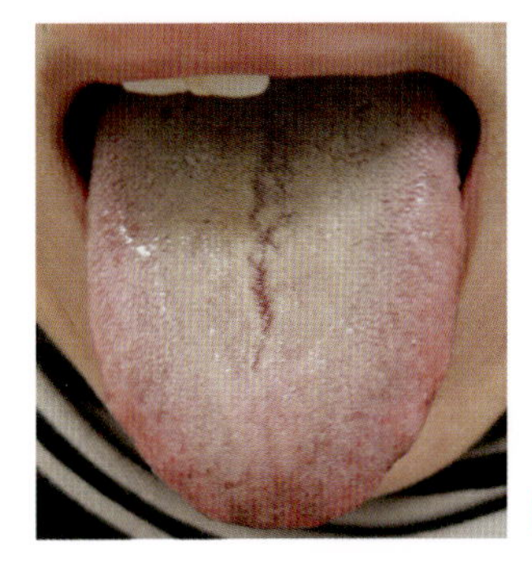

図 10　白苔舌（はくたいぜつ） or 黄苔舌（おうたいぜつ）？①

黄色にも見えるが「コーヒーを飲んだ後です」といわれれば，白苔舌（はくたいぜつ）なのかな？　とも考えます．この鑑別に用いるツールは「裂」です．正中部分をよく診てください．稲光のようなひび割れた溝があります．これが黄苔舌（おうたいぜつ）の特徴で，白苔舌（はくたいぜつ）には通常出現しません．したがって，この症例は黄苔舌（おうたいぜつ）となります．

しかし，両者の鑑別の難しいものはいくらでもあります．図 11 はどう思われますか？

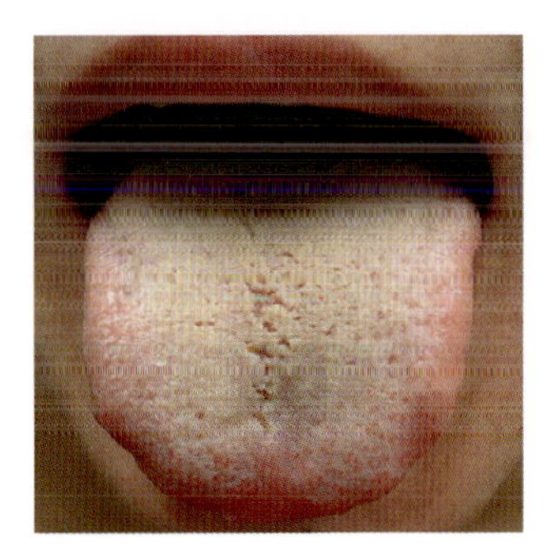

図 11　白苔舌（はくたいぜつ） or 黄苔舌（おうたいぜつ）？②

● かぜ 3 日目，扁桃腫大あり

少し黄色で，正中に裂ができかけている？　この症例はかぜの３日目で扁桃腫大がありました．通常，かぜの３日目は柴胡剤を使う時期なので，白苔舌であれば理論に合います．私はこれを白苔舌と見なして，小柴胡湯加桔梗石膏⑩を処方しています．一応，その処方で治りました．

7．地図状舌

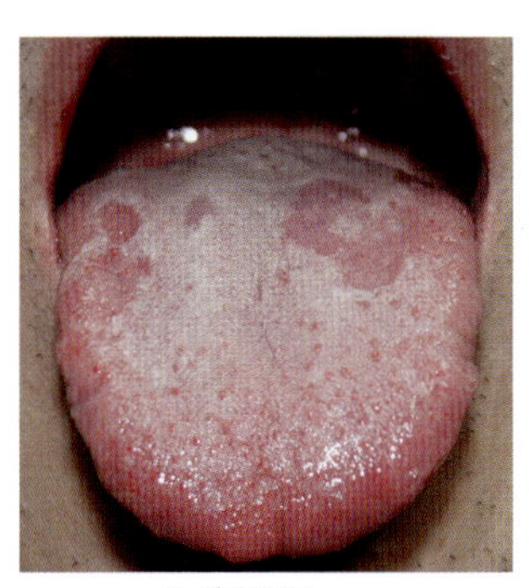

図12　地図状舌

地図状舌（図12）は西洋医学の内科診断学の教科書にも写真が載っていたのを覚えています．英名では geographic tongue です．尋常性乾癬，カンジダ症やビタミン欠乏などを考える所見で，通常は無害のため放置されるものです．漢方では地図状舌は気虚を意味するとされています．ところで，気には免疫学的な「衛気」と栄養学的な「栄気」の分類があります．この地図状舌の「気虚」は，先の西洋医学的な病態や知見も合わせると，外敵から身を守るほうの「衛気」の虚した状態，つまり免疫異常と考えられます．

その観点から，私はこの地図状舌を診た場合に，消化吸収能を高め

88002-584 JCOPY

るだけでなく，NK 活性をも高める補中益気湯㊶をファーストチョイスとしています．しかし，西洋医学同様，漢方医学でもこの地図状舌は診断・治療上にあまり意味がある所見ではないようです．

8. 黒苔舌

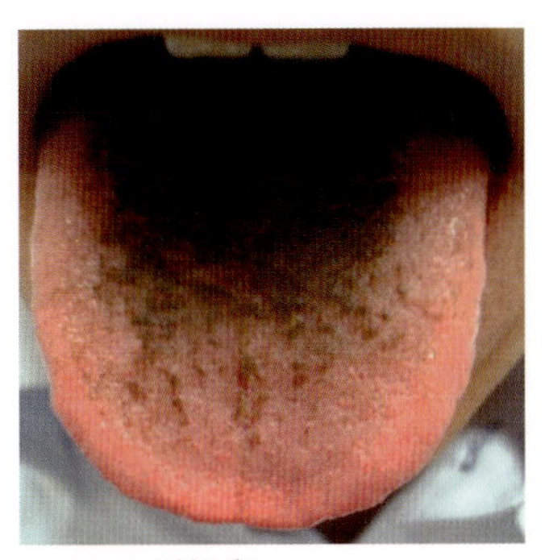

図 13 黒苔舌

黒苔舌（図 13）は処方決定には意味がないと思います．黒苔は歯科医で歯石・歯垢を除去してもらうと改善するようです．真菌の感染症なのかもしれません．

9. 舌診の最後に

舌診トレーニングに関してお話しします．脈診は「とにかく患者さんの脈を診察させてもらう」とお伝えしましたが，舌診も同様で患者さんの舌を毎日診察することが大切です．しかし，自分で自分の舌を見るというのもトレーニングの 1 つになります．診察の合間に鏡で自分の舌を診てください．

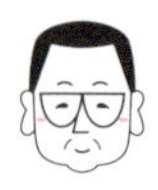

まず，自分の舌を毎日診てみましょう！

ところで，このように異常所見ばかり診察していると，正常の舌の所見がわからなくなります．そんなときは，健康な小児の舌を見ると正常がわかると考えています（図 14）．

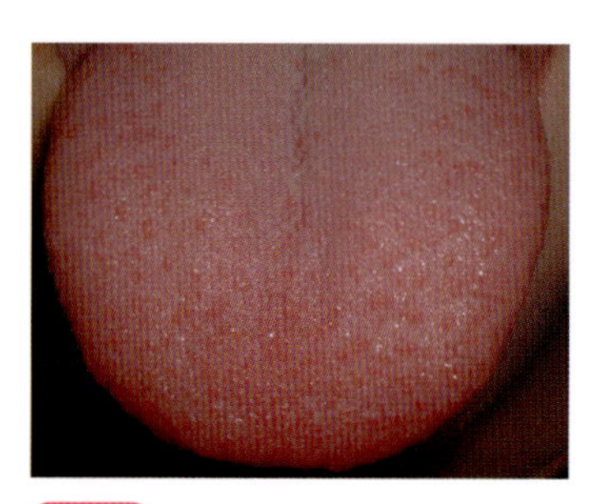

図 14 健康な小児の舌

参考文献

1）三谷和合：カラーアトラス 舌診臨床症例集 第 3 巻．緑書房，東京，2003

88002-584 JCOPY

4. 腹診

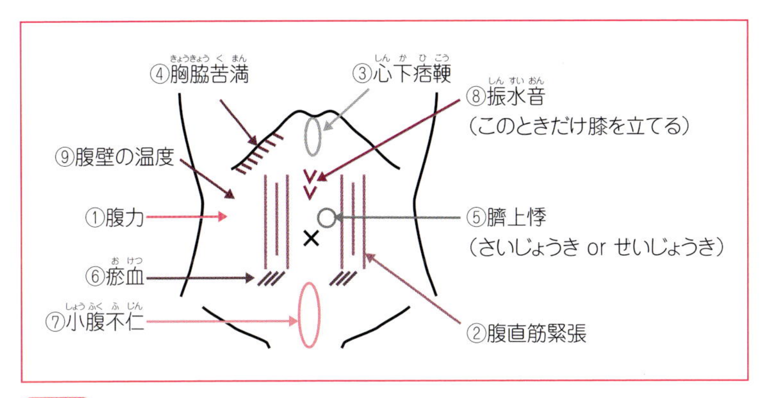

図 1 腹診（千福が診ている９つのポイント）

腹診は通常，図１の９つの所見をとります．

振水音の所見以外は膝を伸ばした状態で触診するのが普通です．腹診は，患者を臥位にさせないと診察できないため（寺澤捷年先生の立位診を除く），脈診や舌診に比べて手間のかかる診察方法です．しかし，その長所もしっかりあります．

腹診は，舌診のような客観性がないように思われますが，意外とその所見が陽性であるかどうかは明瞭で，脈診よりも遙かに教えやすい所見です．しかも，その所見が陽性のときの意味が明解なのです．さらに，各所見が陽性の場合に対応する代表薬剤を見てください（表１）．同じ方剤が表中に２度登場していないのです．これは９つの所見が数学的に独立しており，似たような意味合いを持つ検査でないということです．舌診のときに，暗紫色舌と舌下静脈怒張が完全な包含関係になっていたのとは大違いということです．極論をすれば，腹診をマスターすれば，$2^9=512$ 種類の漢方処方を弁別できることになります．

表1 腹診からの処方選択

	腹診所見	陽性時の意味	代表薬剤（独立性が高い）
①	腹力	瀉法か補法	弱い→補法（膠飴・人参など）：小建中湯 99，強い→瀉法（大黄など）：大黄甘草湯 84
②	腹直筋緊張	芍薬を使用	桂枝加芍薬湯 60，芍薬甘草湯 68
③	心下痞鞕	芩連剤を使用	半夏瀉心湯 14，黄連解毒湯 15，三黄瀉心湯 113，このほか人参を含むもの
④	胸脇苦満	柴胡を使用	大柴胡湯 8，小柴胡湯 9，柴胡桂枝湯 10 など
⑤	臍上悸	イライラ・不眠	抑肝散 54，このほか竜骨・牡蛎を含むもの
⑥	瘀血	駆瘀血剤を使用	当帰芍薬散 23，加味逍遙散 24，桂枝茯苓丸 25
⑦	小腹不仁	腎虚	八味地黄丸 7，牛車腎気丸 107
⑧	振水音	水毒治療剤を使用	五苓散 17，苓桂朮甘湯 39
⑨	腹部の冷え	温薬の配合	人参湯 32，六君子湯 43，大建中湯 100 など

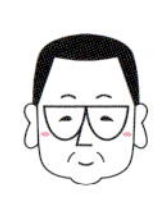

ツムラ漢方は 128 種類.
腹診には 9 項目があり，比較的独立しています.
大げさですが，腹診で $2^9 = 512$ 種類を弁別できます.
だから「漢方は腹診」というのでしょう.

腹診をマスターすることは困難か？　元外科医である私は，急性虫垂炎の手術適応を決定する腹部診察よりずっと簡単である，と考えています.

1. 診察の位置

まず，診察位置です．最近は図 2 のように西洋医学と同様で医師は患者右側に位置します（従来は患者の左側から行っていたようです）．

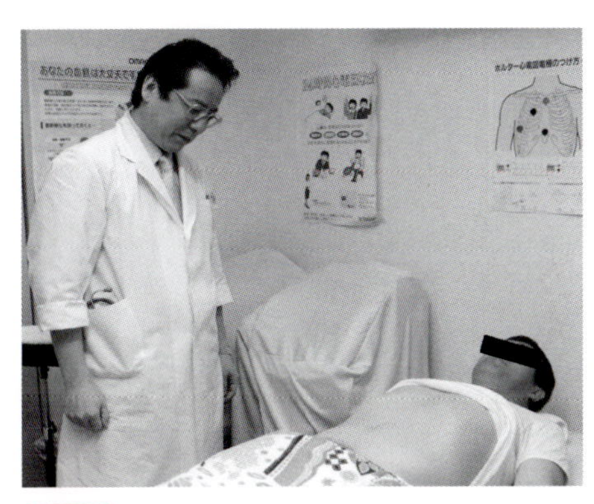

図 2　診察位置

図 1・表 1 では，わかりやすいように腹診所見に番号をつけましたが，診察の順番はありません．

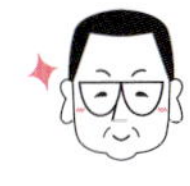

As you like it!

2. 腹力

腹力は腹直筋の外縁よりも外側，すなわち，外腹斜筋・内腹斜筋・腹横筋の３層で構成される部分の強さを診ます(図3)．この所見は，多くの患者の腹診をすればするほど上達します．理由は簡単で，この性別で，この体付きと情報を入れて触診していくと，右手と頭の中に腹力の正規分布曲線がきれいにできていくからです(図4)．高等生物で学んだように，生物界（自然界）の現象は，身長・体重・学校の成績・100 m 走のタイムなどすべて，サンプルを増やすと正規分布曲線に乗っかっていきます．腹力もそうなのです．

私の経験上，腹診を真似事で 20 例ぐらいすると平均値（腹力 3/5）が把握できるようになったと思っています．実は，この経験で理解可能になったことがあります．ビデオなどを見ていると，腹診は漢方医によって押さえ方（力の加え方）が異なります．しかし，これで問題ないのです．各人が自分の押さえ方で腹力の正規分布曲線を自分の脳内に作っているのです．

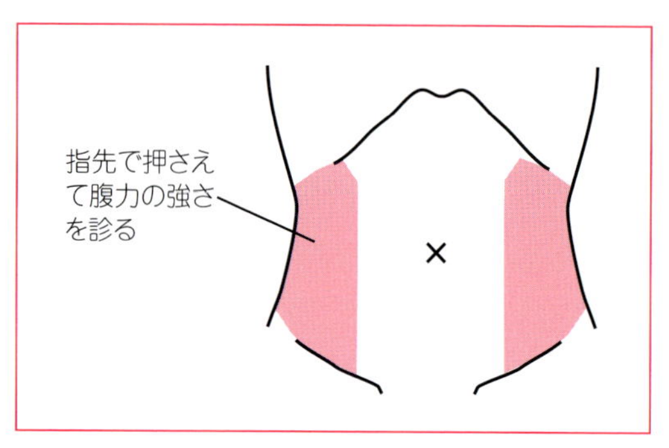

図3 腹力の位置と診かた

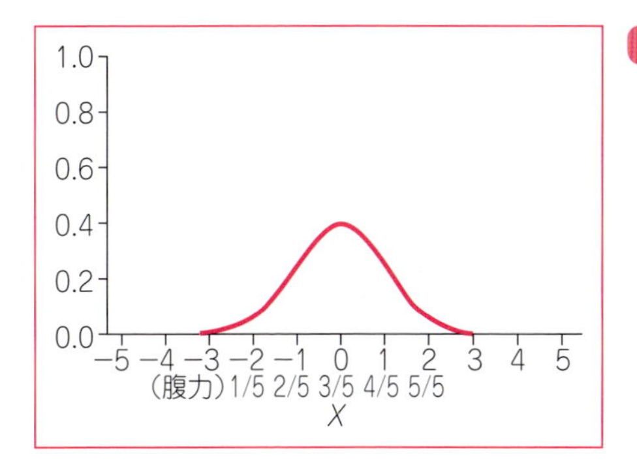

図4 腹力のための正規分布曲線

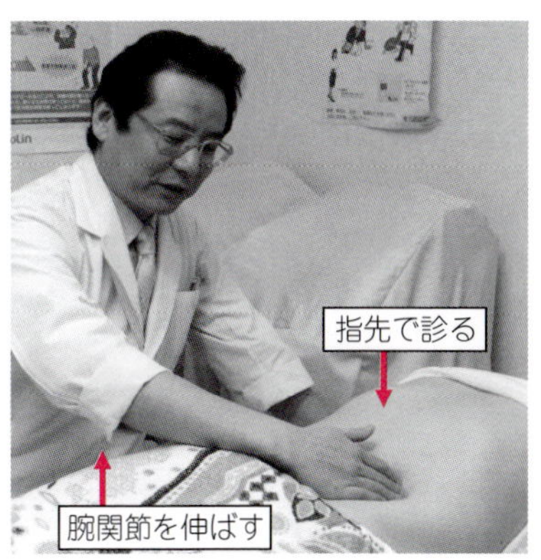

図5 腹力を診るコツ

西洋・漢方どちらでも，触診（腹診）をうまくするには，腕関節は，できるだけ伸ばしましょう．

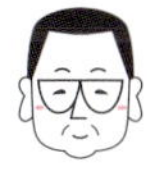

腹力の判定は，患者の右側・左側どちらで診てもよいです．テクニックとして外科診断学の応用ですが，腰を落として，腕関節が曲がらないように，指先で診たほうがわかりやすいです（急性虫垂炎のときと同じです）（図5）．

治療薬の選択ですが，腹力が弱いときは生薬の人参（にんじん），膠飴（こうい）などの補剤を使います．一方，強いときには大黄（だいおう）を含んだ瀉剤が使われます．これらから腹力は腸内細菌叢の状態を窺っているのではないかと推察されます．

3. 腹直筋緊張

ボクシングや空手の選手は腹直筋が発達しています．しかし，彼らは力を抜くことができるのです．これは，緊張なしです．一方，トレーニングにはほど遠いような，細身の女性が腹直筋の力を抜くことができないのです．これが緊張ありです（図6）．

「緊張あり」の場合は，精神的な緊張を表していることが多く，生薬の芍薬（しゃくやく）が適応になります．力の抜けない細身の女性は当帰芍薬散（とうきしゃくやくさん）㉓の可能性が高そうです．よい覚え方があります．「立てば芍薬（しゃくやく），坐れば牡丹，歩く姿は百合の花」というのをご存知でしょうか．腹直筋が硬く“立っていれば「芍薬（しゃくやく）」”です．

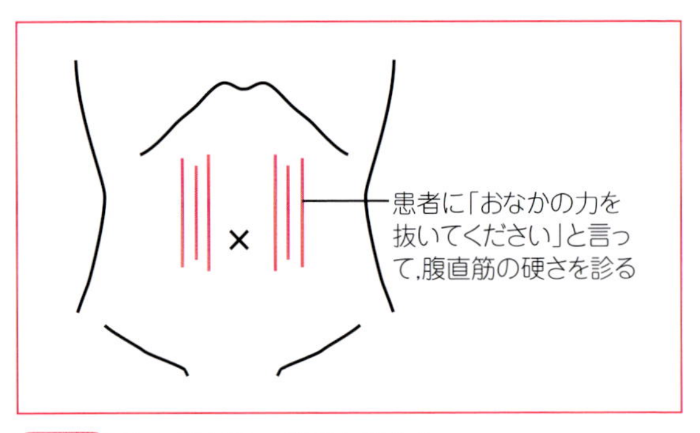

図6 腹直筋緊張の位置と診かた

4. 心下痞鞕（しんかひこう）

まず漢字に対して注意を申し上げます．心“窩”痞鞕ではありません．上下の“下”を書きます．でも意味は同じで，epigastrium の位置を示しています．Xiphoid process から 3〜4.5 cm 下を，まず背側に押して，その後，海底を進むように頭側に押していきます（図7）．

どうせ，斜めの位置に行くのだろうとショートカットして，直角三角形の斜辺を辿るとうまくいきません（図 8）．痞（つか）えて指が進んでいかない場合でも，患者が「ウッ」と苦しそうな声を上げても，どちらでも陽性所見です．

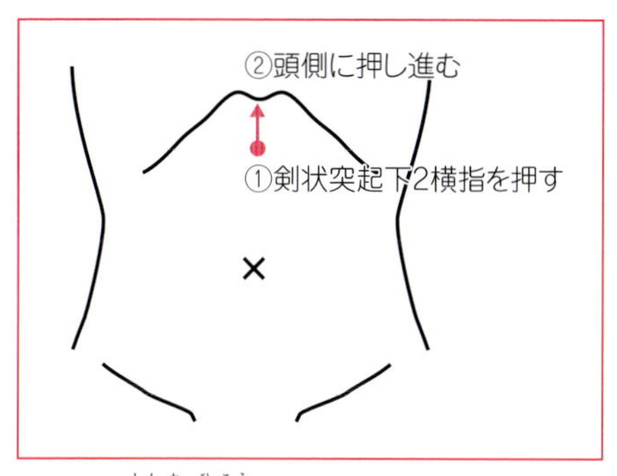

図 7 心下痞鞕（しんかひこう）の位置と診かた

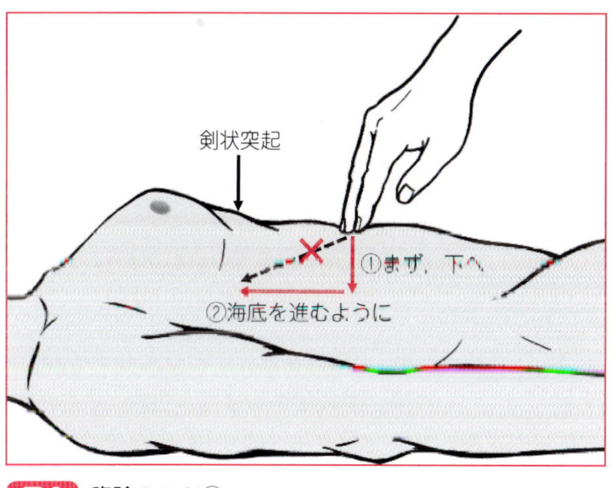

図 8 腹診のコツ①

うまくやるコツは，第2,3指の指骨の方向を押す方向に一致させることです（図9）.

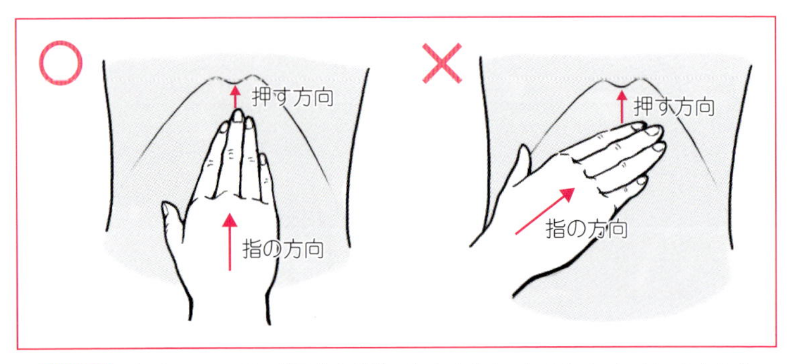

図9 腹診のコツ②（肝臓を触知するようにするとうまくいかない）

心下痞鞕（しんかひこう）の陽性所見で使う漢方処方は，生薬の黄芩（おうごん）と黄連（おうれん）を1剤の中に両方配合している芩連剤（ごんれんざい）です．つまり，芩連剤（ごんれんざい）である半夏瀉心湯（はんげしゃしんとう）⑭，黄連解毒湯（おうれんげどくとう）⑮，三黄瀉心湯（さんおうしゃしんとう）⑬が中心です．しかし，腹力の弱いときは，人参湯（にんじんとう）㉜，六君子湯（りっくんしとう）㊸，四君子湯（しくんしとう）㊷などの人参（にんじん）配合の処方になります.

5. 胸脇苦満（きょうきょうくまん）

とても大切な所見なので，まず作図してみます（図10）.

右乳頭と臍を結ぶ線分を作ります．次に肋骨弓を描きます．この交点から2,3横指，臍のほうに下がります．この点を心下痞鞕（しんかひこう）と同様に，まず背側に押して，その後，海底を進むように乳頭の方向に向けて押していきます（図8）．痞えて指が進まない場合や，患者が苦しそうな顔をしたり，「ウッ」と声を上げた場合は陽性所見です.

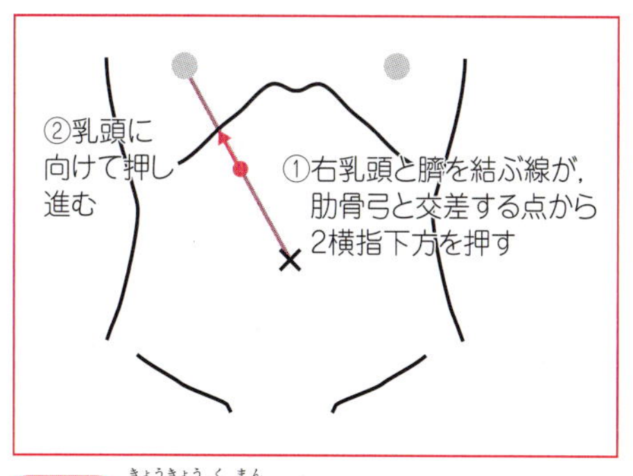

図10 胸脇苦満の位置と診かた

テクニックのコツは，心下痞鞕とまったく同じで，指骨が押す方向と一致していなければなりません（図9）．この注意を繰り返す理由は，一般に西洋医学で肝臓を触知するときは右手第2指の側面で診ますが，この触診法では胸脇苦満も心下痞鞕も出現しません．

右に胸脇苦満の所見が出ない場合は，左側も行います．しかし，右に陽性所見が出れば，それで十分で左側をする必要はありません．なぜなら，胸脇苦満は右に出ても，左に出ても「生薬の柴胡を使え！」のサインだからです．右を先にするのは，肝臓があるからではなく，陽性所見の発現率が右のほうが明らかに高いからで，能率的だからです．

ところで，心下痞鞕と胸脇苦満が同時に認められることがあります．

このときは，どちらのほうが押したときに苦しかったか，痛かったかを患者に尋ね，強い所見を優位と判定して，芩連剤にするか柴胡にするかを決定しなければなりません．両者同等の場合で，腹力が強い時は大柴胡湯❽という手があり，よく使います．腹力が中等の場合は四逆散㉟，柴陥湯73．腹力が弱い場合は柴胡桂枝乾姜湯⓫，補中益気湯㊶をよく使います．

6. 臍上悸

下行大動脈の拍動が，軽く手を乗せるだけで簡単に触知される所見です（図 11）．こんなもの細い人なら誰でも触れると思っていませんか？　これは太い人でも触れますし，細い人でも触れないことがあります．おもしろいことに同じ人が，日によって触れたり触れなかったりします．簡単な実験は，寝る前に自分で診ることです．イライラしている日は触れますよ！

コツは臍のやや左側で，少し頭側の所に指を置きます．

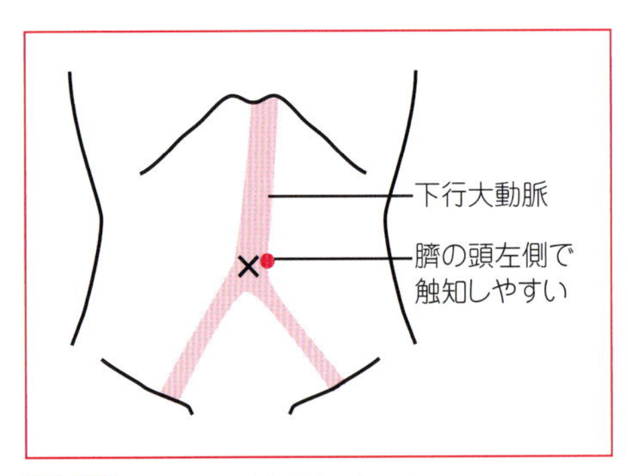

図 11　臍上悸の位置と診かた

軽く圧力（体型により加減が必要）をかけたまま動かさずに，じーっと待っていると拍動が触れてきます．

この所見は，夜間の中途覚醒を伴うことが多く，また眼瞼チックをよく生じているようです．これを尋ねると，「なぜそんなことがわかるのですか？」と言われることが多いです．選択する処方は，安中散❺，柴胡桂枝乾姜湯⓫，柴胡加竜骨牡蛎湯⓬，桂枝加竜骨牡蛎湯㉖，抑肝散㊿④，抑肝散加陳皮半夏㊳です．

また，この臍上悸と，次の瘀血が同時に認められている場合に，

p.53の瘀血マッサージを加えると瘀血の消失とともに臍上悸は減弱するか消失します．同時にイライラした気分も和らぐようです．ぜひ試してみてください．

7. 瘀血

とても大切な所見です．まず作図してみましょう（図12）．

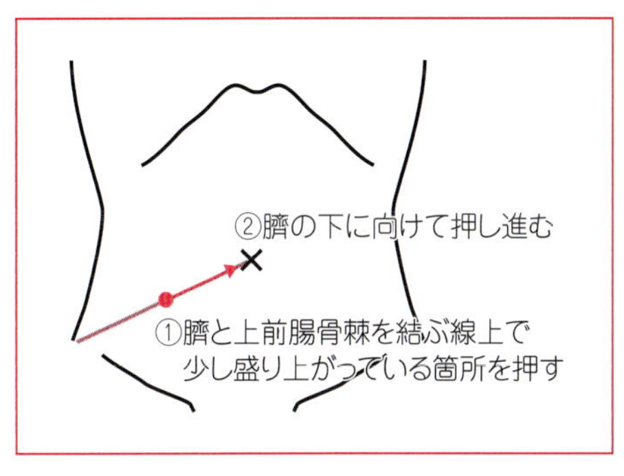

図12 瘀血の位置と診かた

上前腸骨棘（anterior superior iliac spine）と臍とを結ぶ線分を作ります．有名なMcBurney点はその線分の下1/3の所でした．瘀血の所見が一番よく診られるのは，この点より少し臍寄り，つまり，線分の中点のあたりです．しかし，臍の際のこともありますし，腸骨棘のすぐ傍のこともあります．コツは，この線上で少し盛り上がっている所を探し，そこを頂点として押さえます（図13）．心下痞鞕・胸脇苦満とすべて共通ですが，まず背側に押して，海底を這うように目的地に動かします．今度の目的地は臍の下です．別のアドバイスの方法があります．臍の上にテニスボールが乗っていると思ってください．これを右手の第2，3指の爪の上にすくうようにしてみてください．そうすると，指骨がきっちりと押す方向（臍の下）に向いているはずです．

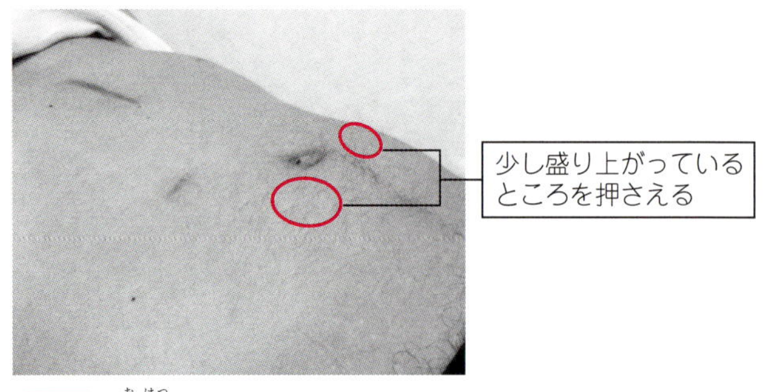

図 13　瘀血(おけつ)を診るときのコツ

押して痛ければ瘀血(おけつ)の陽性所見です．

患者の左の瘀血(おけつ)を診るのは意外と難しく，右の肘をぐっと向こう側に張りだして診なければなりません（図 14）．

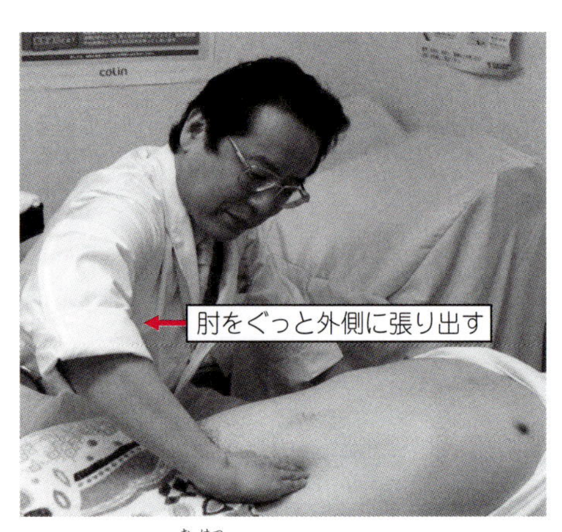

図 14　左の瘀血(おけつ)を診るときのコツ①

慣れてきたら，腕関節をグルッと回すようにして診る方法もあります（図 15）．野球でいえばサイドからアンダー・ハンド・スロ ーでカーブをかけるようなイメージです．

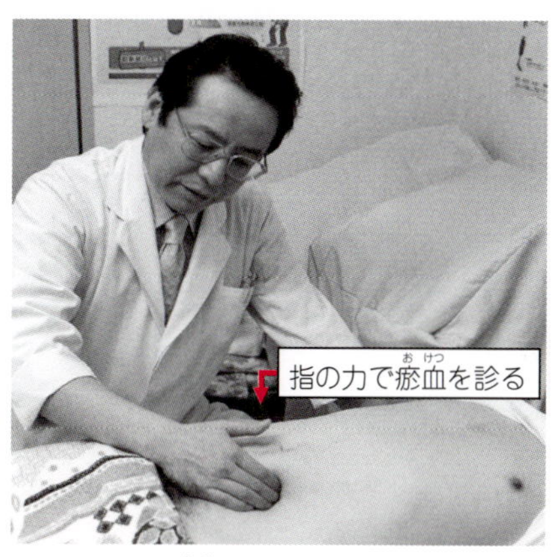

図 15　左の瘀血を診るときのコツ②

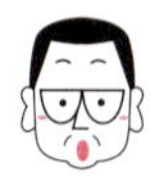

慣れてきたらこんなテクニックも！

力の弱い医師は患者の右頭側に立って両手で引っかけるようにする方法があります（図 16）．

瘀血が認められたら，患者と話でもしながら瘀血点をマッサージしてみてください．瘀血の痛みが減弱していき，呼吸が楽になり，マッサージ側の「下肢が暖かくなった」というようになります．「気分が楽になったよ」となるかもしれません．これが「(駆) 瘀血マッサージ」です．

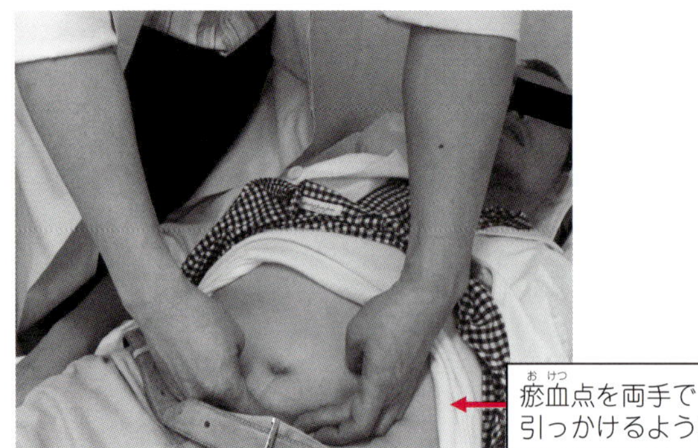

図16 力が弱い先生用のテクニック

瘀血に対し「小腹急結」という用語がありますが，まさしく結び目がほどけて硬結が消失します．典型例では腸管グル音とともに消失します．先述したように臍上悸も減弱～消失します．

特に瘀血マッサージが有用なのは「過換気症候群」などのパニック発作です．苓桂朮甘湯[39]＋甘麦大棗湯[72]（≒苓桂甘棗湯）を服用させて，優しく声をかけながら揉んであげてください[2)]．

訳のわからない腰痛は瘀血と感じています．瘀血マッサージをした後に腰が軽くなっていれば，桂枝茯苓丸[25]（＋芍薬甘草湯[68]）が有用と思われます（桂枝茯苓丸[25]＋芍薬甘草湯[68]は，ほぼ甲字湯になると思っています．「ぎっくり腰」に便利な処方です）．

瘀血陽性の選択薬剤は，生薬では牡丹皮と桃仁が基本です．腹直筋は“立てば芍薬”でしたが，今度は，瘀血の圧痛が臍の左右に“坐れば「牡丹」”です．方剤では何といっても桂枝茯苓丸[25]がファーストチョイスです．便秘があって，瘀血の圧痛が右側に強ければ大黄牡丹皮湯[33]，左側に強ければ桃核承気湯[61]，両側に均等であれば通導散[105]を使います．したがって，瘀血は胸脇苦満と異なり，左右両方ともを診る必要があります．

ところで，「瘀血には当帰芍薬散㉓」と思っている方も多いでしょうが，当帰芍薬散㉓には駆瘀血剤である牡丹皮も桃仁も入っていません．一方，補血剤である四物湯㉑構成生薬（地黄，芍薬，川芎，当帰）では地黄以外の3剤が配合されています．つまり，当帰芍薬散㉓は血虚の方剤なのです．しかし，当帰芍薬散㉓に対する大抵の腹診図には瘀血のマークがあります．図17のベン図をご覧ください．

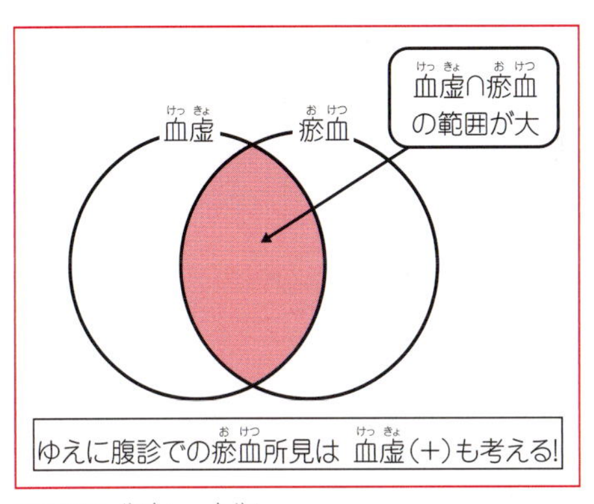

図17 血虚と瘀血の関係①

少なくとも日本人の女性患者の場合，瘀血と血虚の集合はかなり大きな重なり（積集合）があると考えられます．とするならば，今，腹診で瘀血の所見があれば，その大半の患者は血虚を合併していると考えられます．古来，これを利用して腹診で瘀血の所見がある場合は，当帰芍薬散㉓を選択していると考えられます．

ここで，腹診の欠点をお話しします．実は腹診には瘀血の所見はあるものの，血虚の所見はありません．

もし，厳密に瘀血と血虚を区別するとすれば，どうしたらよいか？

もうおわかりと思います．舌診を使えば完璧に分けることができます．舌下静脈怒張（⊃暗紫色舌）と鏡面舌は明らかに異なる所見です．

ついでに，日本人女性では血虚と瘀血の所見をどちらも持つ患者が多いとしました．私は婦人科疾患における当帰芍薬散㉓（芍薬，川芎，当帰を含む）＋桂枝茯苓丸㉕（桃仁，牡丹皮を含む）は妙方であると思っています．その理由が図 18 のベン図でおわかりいただけますでしょうか？

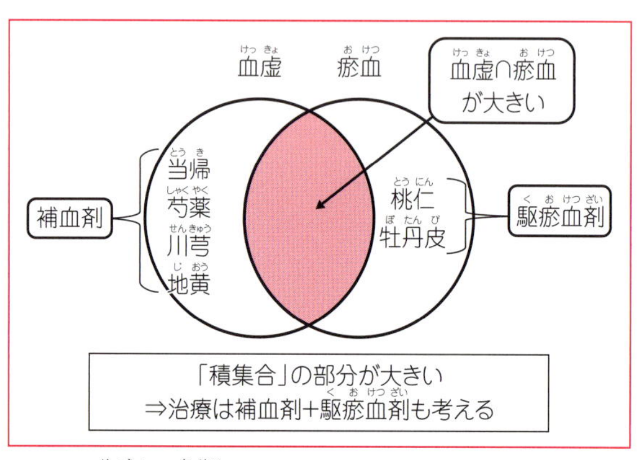

図 18 血虚と瘀血の関係②

8. 小腹不仁

現代医学用語で簡単にいうと，腹直筋の尾側部分におけるサルコペニアです（図 19）．小腹不仁は腎虚を表すとされていますが，腎虚とは，ほぼ aging と同じです．

握力や下腿周囲径などサルコペニアの指標を世界の医学者が求めていますが，漢方をしている日本人医師の矜恃として「小腹不仁があるよ」と教えてあげたいです．

診察のコツは右第 2 指を頭（臍）側，第 5 指が pubic symphysis に向くようにして，左右の腹直筋の筋間に差し込むようにします（図 20）．

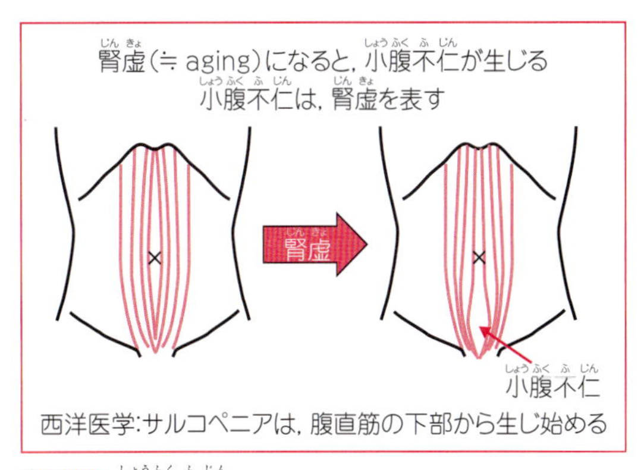

図19 小腹不仁とサルコペニア

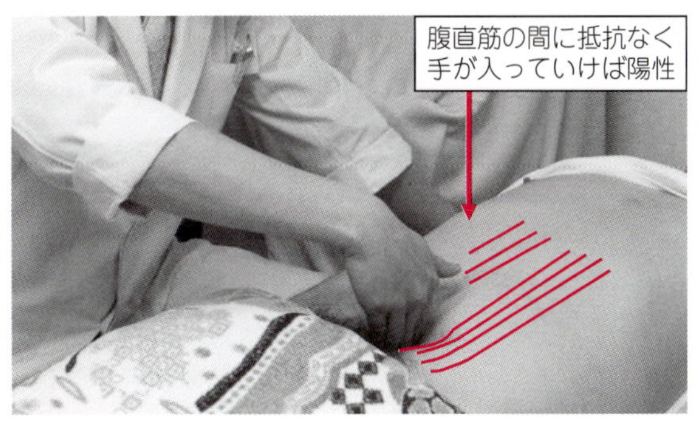

図20 小腹不仁を診るコツ①

抵抗なく，手が入っていけば小腹不仁の陽性所見です．

小腹不仁が判りにくいときは，臍の上下でその抵抗感を比較します（図21）．それでも判りにくいときは，左右の手を入れ替えてみるとはっきりします．

小腹不仁で選択する薬剤は，八味地黄丸(7)，牛車腎気丸(107)が代表です．冷えがなければ六味丸(87)もよく使います．ついでに六味丸(87)で少しおもしろいコツをお教えします．冷えがないということは，逆

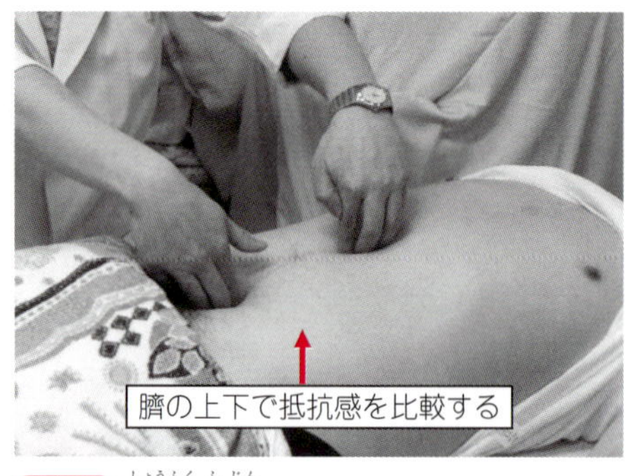

図21 小腹不仁を診るコツ②

に熱がある場合があります．しかも，これが虚熱だとすると「陰虚」で生じていることになります（p.34 を参照してください）．こんなときに滋陰至宝湯❾❷か滋陰降火湯❾❸がよさそうです．万病回春の滋陰降火湯❾❸の条文に次の記載があります．

「この方（滋陰降火湯）と六味地黄丸と，合い兼ねて之を服す．大いに虚労を補い，神効あり」と（万病回春　巻之四　「虚労」より）．

すごいロジックがあると思いませんか．

9. 振水音

この所見だけは，膝を立てて，西洋医学の腹部診察と同じ体位をとります．

心窩部をスタッカートに叩き「チャプチャプ」と音がすれば陽性です（図 22）．コツは胸部の打診をするときに似ています．普通，胸部打診では患者胸部に左手で台を作って，この左手の第 3 指の上を叩きますが，この左手の台がない状態です（図 23）．

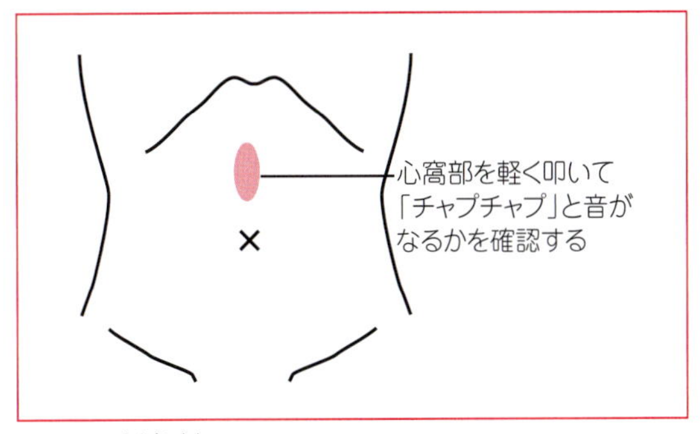

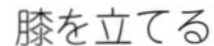
図22 振水音の位置と診かた

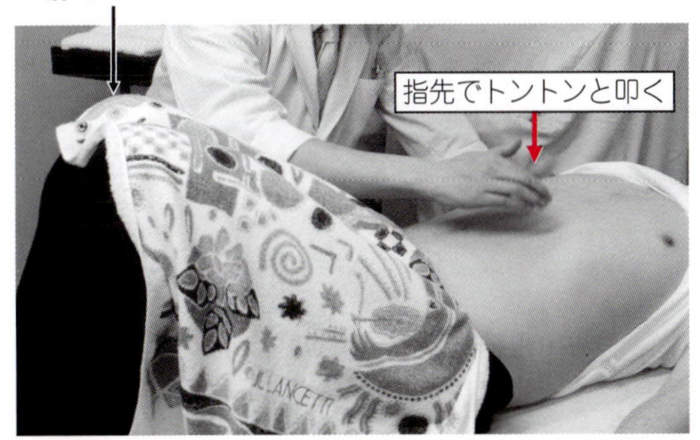

図23 振水音を診るコツ①

拳を作って小指球で揺さぶるように叩く方法もあります（図24）.

振水音の所見など，水を飲んだら，いつでも音がするのではないか？　と思っておられるかもしれませんが，そんなことはありません．水や空気が適度に胃内に残っていなければ音はならないと考えています．つまり十二指腸に水と空気が流れにくい状態です（図25）．胃と十二指腸の境界にある幽門輪に浮腫があり，軽度の狭窄があるときに音がする（千福の仮説），と考えれば理解できます．

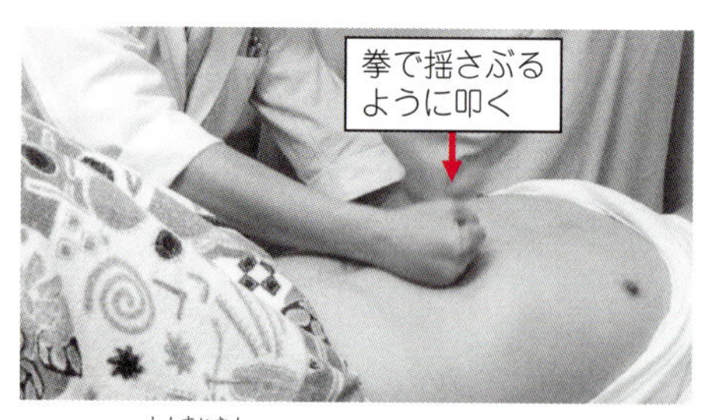

図24 振水音を診るコツ②

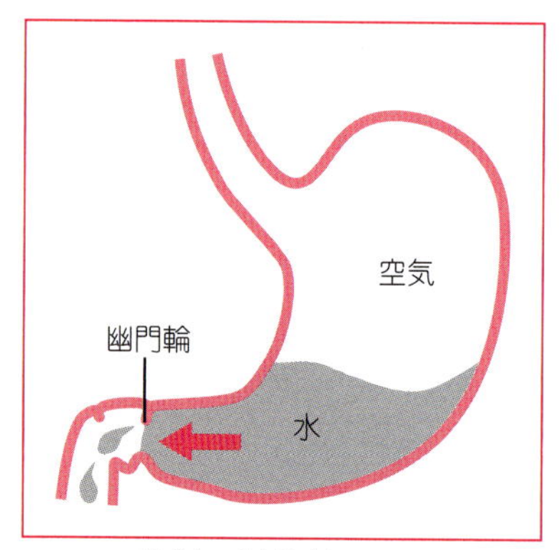

図25 水毒で振水音が生じる理由（千福の仮説）

幽門輪の浮腫も歯痕舌と同様に水毒の所見です．治療は歯痕舌とまったく同じで五苓散⑰，苓桂朮甘湯㊴が基本になります．

10. 腹壁の温度

腹壁の温度で重要なのは，冷えです（図26）．

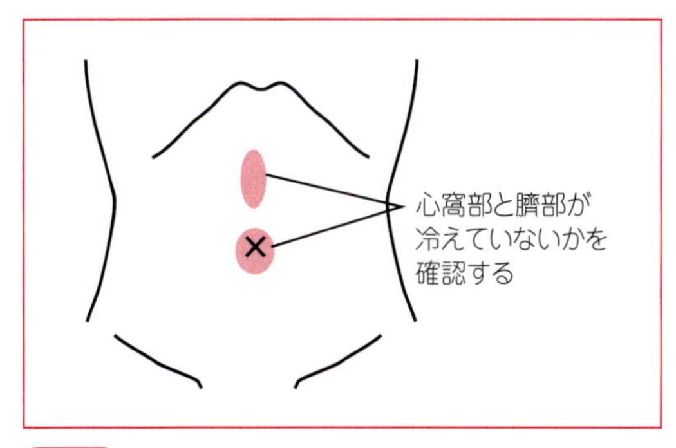

図26 腹壁の温度の位置と診かた

心窩部の冷えは，呉茱萸湯31，人参湯32，六君子湯43，四君子湯75のように温薬だけで構成されている方剤を選択します．気虚を伴っているようであれば，人参が入っているとbetterとなり，前記のほかに当帰湯102なども候補になります．臍部の冷えは，大建中湯100が特に有用です．ちなみに，当帰湯102には大建中湯100が含まれています．

11. 腹診の最後に

腹診を理解するためには，一度，自分が腹診をしてもらうとよくわかります．そして，慣れた漢方医が腹診をするのに必要な時間を計ってみてください．きっと，1分かかっていないと思います．9つも項目があるので時間がかかるように思うかもしれませんが，意外とすぐに終わってしまいます．

しかも，この腹診は瘀血の所見で詳しく述べたように，何らかの治療になっている手技です．問診を取りながら，冗談を話しながら，医師—患者がお互いリラックスした状態で腹診をしているとき，漢方というものの奥深さを感じると思います．

そして，最後の締めくくりとして，腹診の泰斗である稲葉文礼（?～1805）の腹証奇覧―上冊の冒頭の部分を読んでみましょう．「医学診察学の心得」です．身が引き締まりますよ！

「夫れ腹証を按するの法，まず病人を平らかに臥しめ，志気を正しうせしめ，さて，醫者も亦，平らかに坐し，呼吸をただし，志気を臍下に収め，あたかも武夫の兵を執て敵にむかふが如く，大病を怖れず，死生に眩せず，富貴に屈せず，貧賤を侮らず，その病敵を治して，その疾苦を救わんと，心を専一にして診察すべし，是れ疾醫・病者を診察するの大法『重要な規則，重い掟』なり」．

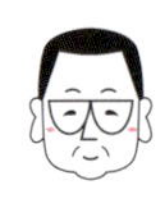

最近，腹診についての素晴らしい書物が出版されました．寺澤捷年先生が著された「漢方腹診考　症候発現のメカニズム[1]」です．ぜひ，この書物を参考にして日常の腹診技術を磨いてください．

参考文献

1）寺澤捷年：漢方腹診考　症候発現のメカニズム．あかし出版，東京，2016

2）今井　環，千福貞博：急性瘀血症候群に対する緊急処置．漢方の臨床 59：933-937，2012

3）寺澤捷年：JJN ブックス　絵でみる和漢診療学．医学書院，東京，pp86-88，1996

5. 模擬診察 ①

1. 患者

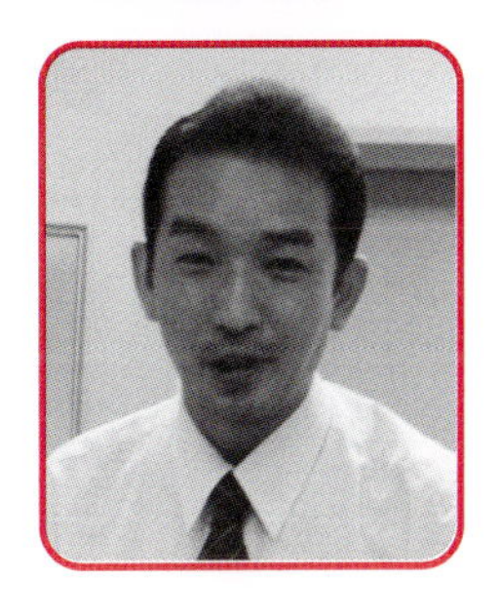

胃が痛いです….

基本情報

・30歳台，男性

・現病歴・既往歴・家族歴，特になし

2. 問診

まずはルーチンの問診をしましょう．

ルーチンの問診

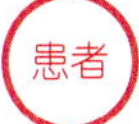

・1ヵ月前から胃痛が続いています．空腹時に多いかな……．それと下痢気味です．
・吐き気，胸焼け，黒色便，熱，黄疸などはありません．
・睡眠時間は5～6時間．最近寝付きが悪いですね．
・仕事がちょっとつらいです．恋人や家族についての心配はありません．
・死にたいと思うほどのつらさはないです．

西洋医学的には，消化管出血はなさそう，逆流性食道炎もなさそうです（「十二指腸潰瘍かな……？」）．

漢方医学的には，胃腸系の薬剤を頭に入れて，腹診・舌診での除外診断が必要となります．そのまえに，まずは漢方医学的問診です．

漢方医学的問診

主訴や現病歴・既往歴，飲酒・喫煙・アレルギーなどの聴取は，西洋医学とまったく同じです．西洋医学的問診に加えて「あのサメ大小」を尋ねてください（表1）．

表1　漢方医学的問診で尋ねること（あのサメ大小）

あ	汗の有無
の	喉の不快感
サ	冷え
メ	めまい
大	大便の性状
小	小便の性状，回数

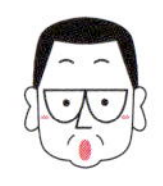

（あ）：汗をよくかくということはないですか？
（の）：喉にものが詰まっている感じはないですか？
（サ）：手足に冷えはないですか？
（メ）：めまいはしないですか？
（大）：下痢気味以外で大便に異常はないですか？
（小）：夜中に何度も尿に行くとか，尿の異常はないですか？

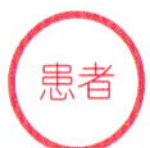

どれもないです．

88002-584 JCOPY

●問診結果（千福が考えること）

仕事のストレスによる，上部消化管の炎症・潰瘍だろう．西洋薬は胃酸抑制（PPI，H_2ブロッカー）と，スルピリド（ドグマチール®）などを使ってみようかな．漢方は腹診所見によるが，下痢傾向なので，おなかが緩くなる「大黄（だいおう）」配合剤は，一応やめておこう．ということは，**表 2** の漢方薬が考えられるが，喉の不快はないので半夏厚朴湯（はんげこうぼくとう）⑯，柴朴湯（さいぼくとう）96，茯苓飲合半夏厚朴湯（ぶくりょういんごうはんげこうぼくとう）116は候補からはずそう．

表 2 大黄（だいおう）を含まない消化器系漢方薬

安中散（あんちゅうさん）⑤，小柴胡湯（しょうさいことう）⑨，柴胡桂枝湯（さいこけいしとう）⑩，半夏瀉心湯（はんげしゃしんとう）⑭，半夏厚朴湯（はんげこうぼくとう）⑯，五苓散（ごれいさん）⑰，人参湯（にんじんとう）32，四逆散（しぎゃくさん）35，六君子湯（りっくんしとう）43，桂枝加芍薬湯（けいしかしゃくやくとう）60，香蘇散（こうそさん）70，平胃散（へいいさん）79，桂枝人参湯（けいしにんじんとう）82，抑肝散加陳皮半夏（よくかんさんかちんぴはんげ）83，柴朴湯（さいぼくとう）96，柴苓湯（さいれいとう）114，胃苓湯（いれいとう）115，茯苓飲合半夏厚朴湯（ぶくりょういんごうはんげこうぼくとう）116，黄連湯（おうれんとう）120

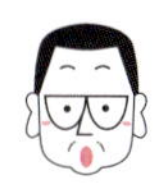

西洋医学の病名も漢方処方決定のツールとして使います．西洋病名→漢方処方の 1 対 1 対応 が「病名漢方」です．

それから，問診の最後に大事なことを聞いておきましょう．

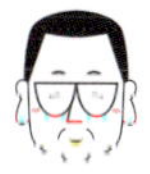

私は漢方を使うのが好きな医者ですが，漢方が合いそうなら飲んでみますか？

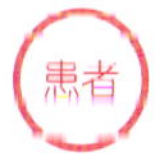

おもしろそうですね．飲んでもいいですよ．

3. 脈診

ストレスがありそうなので，脈は左寸脈（心）を診ます．この脈が沈脈の場合はうつ病を疑い，問診を追加します．うつ病の場合は漢方だけに頼らず，SSRI などを併用しましょう．

脈診結果

総按：やや沈，やや滑 → 軽い睡眠不足，少し水毒

左寸脈（心）の単按：ストレスはあるがうつ病はなし

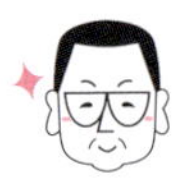

温水は水毒治療剤です．調子が悪いときは，冷水を控えましょう．逆に温かいものを飲むとそれだけでよくなりますよ！

4. 舌診

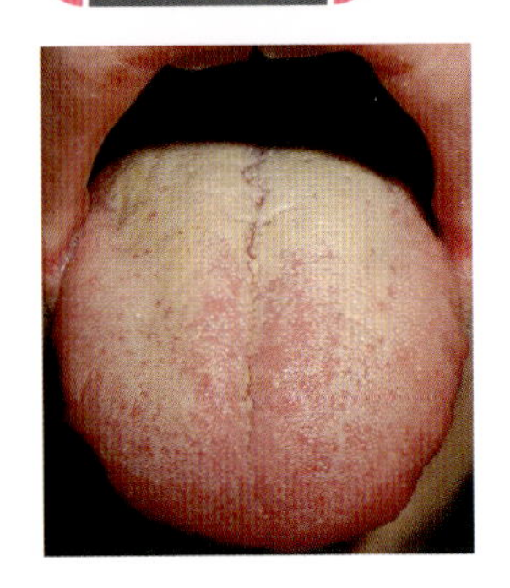

舌診結果

中央に裂があり，黄白色の舌苔が付着しています．これは食欲がありません．舌下に瘀血の所見はありませんでした．小柴胡湯❾，半夏瀉心湯⓮，四逆散㉟が合うと考えられます．

5. 腹診

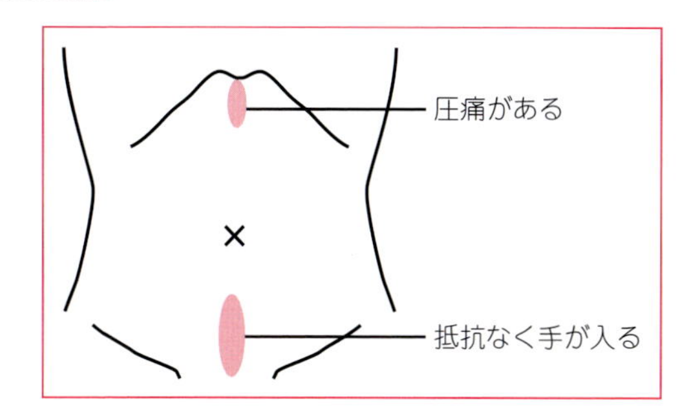

腹診結果

心下痞鞕，小腹不仁の所見有りでした．心下痞鞕には芩連剤なので半夏瀉心湯⑭，黄連解毒湯⑮，三黄瀉心湯(113)，このほかに「人参」を含むものが候補となります．

6. 最終診断

今回の処方は，半夏瀉心湯⑭とH_2ブロッカーでした．

半夏と大棗（軽い精神症状に用いる生薬）が入っているのでスルピリドは不要です．漢方が初めてということなので，西洋薬も処方します．今回は小腹不仁の所見は大きな意味はないと考えて無視しました．

7. 服薬指導

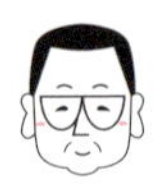

西洋薬で，H_2ブロッカーという 胃酸を抑える薬を食後に１日２回飲んでください．漢方薬は，苦いかもしれませんが，半夏瀉心湯（はんげしゃしんとう）⑭という薬を飲んでください．この漢方薬は，これから白湯に溶かして用意しますので，看護師の所で，すぐに飲んでみてください．この味がまずくて飲めそうになかったら，私の診察が「はずれ」ですので，遠慮せずに言ってください．

カルテを書き終えたら，患者がどんな顔をして漢方を服用するかを観察しましょう（味証のチェック）．

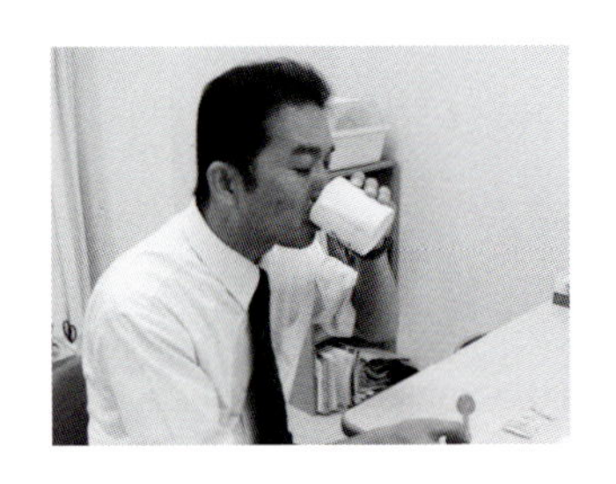

飲めますよ．結構おいしい．

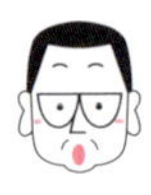

おいしく飲めるということは，きっと治りますよ．１週間後に結果を教えに来てください．冷たい飲み物はダメですよ．下痢も一緒に治っていると思います．
忙しいときは，粉のまま飲んでもいいです．もちろん，治ってないときは，文句を言いに来てください．このほかに身体に問題はないですか？

患者

ええ，これだけです．ありがとうございました．

6. 模擬診察 ②

1. 患者

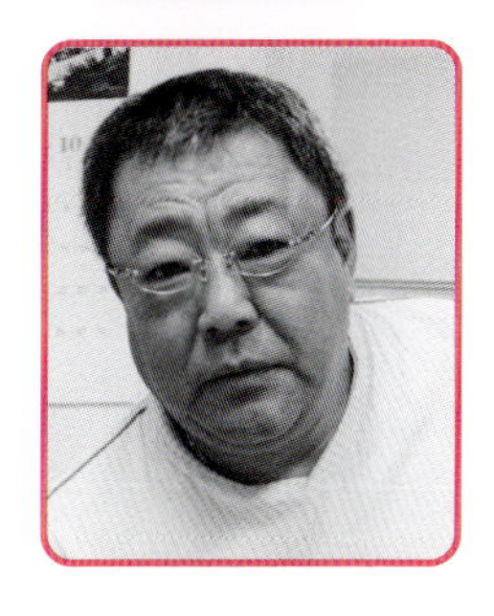

夜中に目が覚めて眠れません．

基本情報

・50 歳台，男性
・現病歴・既往歴・家族歴，特になし
・血圧正常

2. 問診

ルーチンの問診

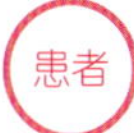

・夜中に目が覚めてしまいます．2ヵ月ほど前から続いていますね．
・寝付きは問題ないです．昼間は眠くはないですが，イライラします．
・睡眠時間は 1 日 4 時間程度．朝はスッキリ起きられません．
・食欲はないです．
・仕事がうまくいっていません．受験生の子どもがいるのですが，成績がいまひとつで心配しています
妻が子どものことでカリカリしているのも気になりますね．
・田舎の母ががんで手術することや，そのときの父の生活も気がかりです．
・ストレスは多いけど，死にたいと思ったことはないです．

漢方医学的問診

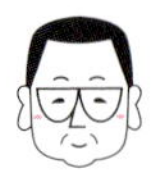

（あ）：汗をよくかくということはないですか？
（の）：喉にものが詰まっている感じはないですか？
（サ）：手足に冷えはないですか？
（メ）：めまいはしないですか？
（大）：大便に異常はないですか？
（小）：夜中に何度も尿に行くとか，尿の異常はないですか？

患者

（あ）：汗はあまりかかないです．
（の）：前はなにかが喉に詰まっている感じがありましたが，今はないです．
（サ）：そういえば，足が冷たくなっていることがあります．
（メ）：めまいはないです．
（大）：異常ないです．
（小）：夜中に目が覚めたら，暇なのでトイレに行きます．

問診結果（千福が考えること）

西洋医学的には不眠症（中途覚醒型），うつ病傾向．

ストレスが多いので瘀血(おけつ)の有無にも注意します．脈診では五臓の心・肝をしっかり診よう．

漢方医学的には気剤が候補になります（表）．さらに瞼がピクピクすることがないかを尋ねたところ「よくある」ということでしたので，抑肝散(よくかんさん) 54 と抑肝散加陳皮半夏(よくかんさんかちんぴはんげ) 83 が第 1 候補となりました．腹診で臍上悸があれば，もう決まりです．

表 気剤を中心とした候補

八味地黄丸(はちみじおうがん) 7，柴胡加竜骨牡蛎湯(さいこかりゅうこつぼれいとう) 12，桂枝茯苓丸(けいしぶくりょうがん) 25，桂枝加竜骨牡蛎湯(けいしかりゅうこつぼれいとう) 26，苓桂朮甘湯(りょうけいじゅつかんとう) 39，抑肝散(よくかんさん) 54，帰脾湯(きひとう) 65，香蘇散(こうそさん) 70，抑肝散加陳皮半夏(よくかんさんかちんぴはんげ) 83，酸棗仁湯(さんそうにんとう) 103，苓姜朮甘湯(りょうきょうじゅつかんとう) 118，加味帰脾湯(かみきひとう) 137 など

3. 脈診

脈診結果

総按：沈，やや渋.

単按：左寸脈（心）がやや沈．左関脈（肝）だけ浮.

問診通り，不眠症です．しかし，うつ病ではなさそうです．イライラは強そう．少し瘀血が混じっています.

4. 舌診

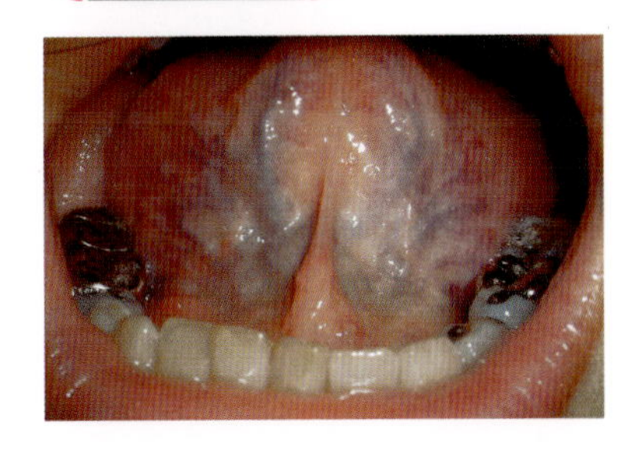

舌診結果

やや胖大，舌苔なし，亀裂なし，舌下静脈怒張あり.

やはり瘀血です.

5. 腹診

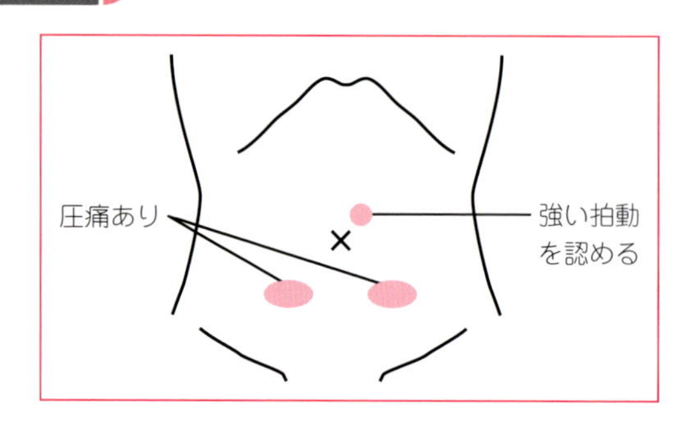

腹診結果

腹力 3/5，胸脇苦満なし，心下痞鞕なし，腹部冷えなし．腹直筋緊張軽度あり，振水音軽度，小腹不仁軽度あり，両側下腹に瘀血中等度あり（足に冷えあり）．臍上悸を強く認める．

6. 最終診断

臍上悸があったので抑肝散54，抑肝散加陳皮半夏83が大当たりでしょう．さてどちらを処方するかですが，まず漢方は構成生薬が少ない方が即効性があります．この場合，抑肝散54の方が構成生薬数は少ないです．ところが，この患者さんはイライラしているので，肝が異常に亢進している状態です．さらに，肝の異常が，消化・吸収を示す脾に飛び火しています(図)．そのために食欲がありません．この場合は抑肝散加陳皮半夏83を処方します．

さて，瘀血の所見も認めたため桂枝茯苓丸25を合方するか迷います．味証（taste）で決めましょう．

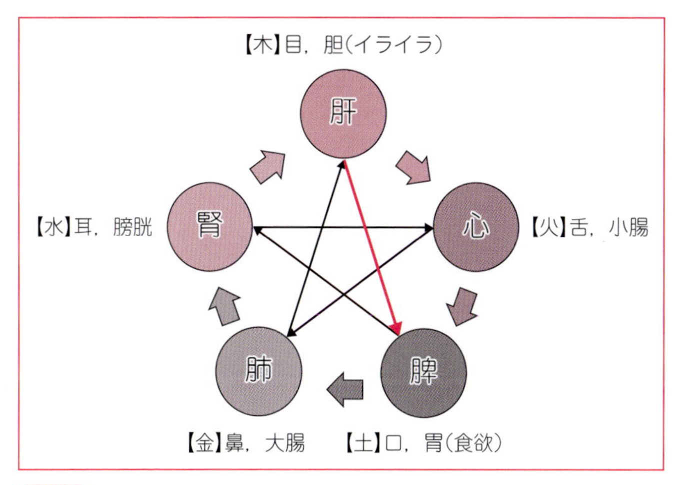

図 五臓の相関図

7．服薬指導

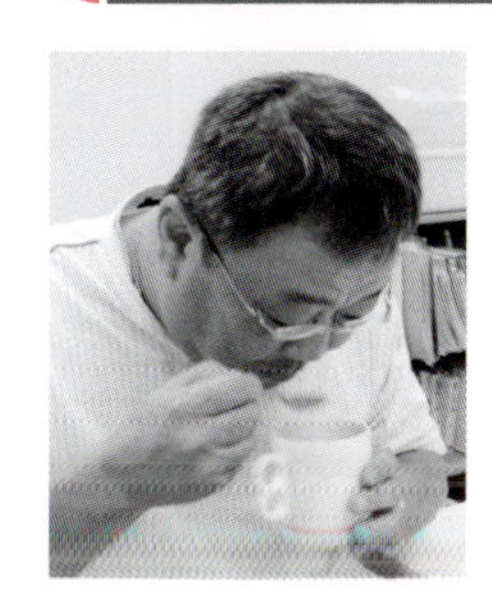

抑肝散加陳皮半夏（よくかんさんかちんぴはんげ）83の単独が飲みやすいですね．桂枝茯苓丸（けいしぶくりょうがん）25と混ぜたのも，まあまあいけます．桂枝茯苓丸（けいしぶくりょうがん）25だけというのが1番ダメかな．

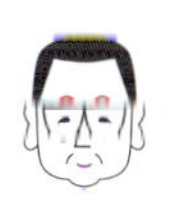

漢方は，少ない数で飲んだ方が，早く効くのです．でも，混ぜて効果が出る組み合わせもあります．今回は，抑肝散加陳皮半夏（よくかんさんかちんぴはんげ）83の単独にします．1週間後にうまくいっていないときは，桂枝茯苓丸（けいしぶくりょうがん）25を混ぜましょう．

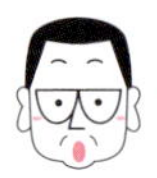

それと，もちろん西洋薬の睡眠薬がほしい場合には処方をしますが，どうしますか？

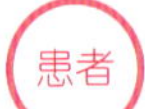

面白そうなので，漢方だけで実験してみます．

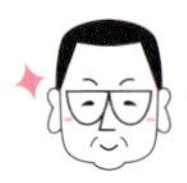

瞼のピクピクはわりと早く消えるはずです．1 週間後に聞きますから教えてください．ほかは大丈夫ですか？

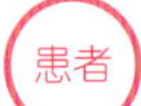

はい，もうないです．

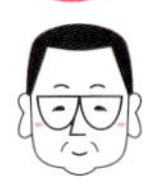

それではお大事に．さようなら．

索引

欧文

和文

か

き

く

け

こ

88002-584 JCOPY

88002-584 JCOPY

【著者略歴】

千福　貞博　Sadahiro SEMPUKU

1983 年　大阪医科大学医学部　卒業
1989 年　大阪医科大学大学院医学研究科　博士課程単位を取得，中退
1994 年　大阪医科大学　一般・消化器外科学教室　助手
1996 年　高槻赤十字病院　外科医員
　　　　大阪医科大学　一般・消化器外科学教室　非常勤講師
1997 年　センプククリニック　院長
2016 年　大阪医科大学　臨床教育教授

第 6 刷　2021 年 8 月 31 日
第 1 版発行　2018 年 9 月 3 日

実践！　漢方診察
—脈診・舌診・腹診　基本マスター—

（定価はカバーに表示してあります）

著　者　千福貞博

発行者　林　峰子
発行所　株式会社 新興医学出版社
〒113-0033　東京都文京区本郷6丁目26番8号
電話　03(3816)2853　FAX　03(3816)2895

検印省略

印刷　三報社印刷株式会社　ISBN978-4-88002-584-1　郵便振替　00120-8-191625